줄넘기 운동

손형구·김수열·김병수·이영희

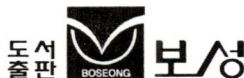

줄넘기운동

인 쇄 | 2009년 2월 2일
발 행 | 2009년 2월 5일
저 자 | 손형구·김수열·김병수·이영희
발행인 | 박 상 규
발행처 | **도서출판 보성**

주 소 | 대전광역시 동구 삼성2동 318-31
전 화 | (042) 673-1511
팩 스 | (042) 635-1511
E-mail | bspco@hanmail.net
등록번호 | 61호
ISBN 978-89-6236-017-2 03690

값 10,000원

머 리 말

　현대에 사는 우리는 급변하는 사회구조, 고도화된 문명의 이기(利器)에 휘말려 운동부족과 정신적 긴장 속에 살고 있다. 이에 건전한 정신과 강인한 신체를 갖고자 함은 우리 모두의 소망이며, 그것은 바로 바람직한 인간 형성의 일환이다.
　꽉 짜여진 시간과 정신적 긴장 속에서 보다 활기차고, 보람된 삶을 영위하기 위하여 강인한 신체를 기르고, 보다 바람직한 건강을 유지 또는 증진 시키는 일은 무엇보다 중요하다. 건강을 유지, 증진시키기 위하여 행하여지는 운동은 다채롭다. 그러나 그 운동의 대부분이 나름대로의 제약조건이 많은데 비하여, 줄넘기는 언제 어느 때라도 손쉽게 할 수 있는 운동이므로, 모든 사람이 함께 즐길 수 있는 대중운동이며 강인한 신체를 만들고, 삶을 풍요롭게 해주는 운동이라고 하겠다.
　줄넘기는 무엇보다 "뛰고, 넘는다"라는 기본원칙 아래 장소나 기후 등을 감안, 일선 초·중·고등학교에서 실시해 본 결과 청소년들에게 강인한 각력 및 지구력을 길러주며, 특히 근육의 협응작용을 통해 모든 운동에 대처할 수 있는 기초체력 향상에 많은 도움이 된다. 그래서 청소년뿐만 아니라 남녀노소를 불문하고 모두가 즐길 수 있도록 체계적이고 조직적인 이론과 실기를 정립해 본다면 하는 생각에 이 책을 만들게 되었다. 모든 사람에게 줄넘기 운동을 통하여 신체의 생리적 효율성을 높이고 심리적 안정성을 유지시키며 공간, 지각 및 신체적인 상호작용능력을 향상시키려는 목적을 갖고 평생 운동 종목으로 활용했으면 한다.

2009. 2
지은이

차 례

제1부 이론편

1. 줄넘기 운동의 유래와 역사 —————————— 11
   1) 한국편 ………………………………………………… 11
   2) 세계 여러나라 줄넘기의 유래 ……………………… 17

2. 줄넘기 운동의 개념 및 중요성 ————————— 23
   1) 줄넘기 운동의 개념 ………………………………… 23
   2) 줄넘기 운동의 중요성 ……………………………… 24
   3) 운동량이 높은 줄넘기 운동 ………………………… 25
   4) 줄넘기 운동의 종류 ………………………………… 26
   5) 줄넘기 운동의 특징 ………………………………… 28
   6) 줄넘기 운동의 효과 ………………………………… 30
   7) 줄넘기 운동의 심리적 효과 ………………………… 35

3. 줄넘기 운동시 유의점 ——————————————— 37
   1) 정신적 유의점 ………………………………………… 37
   2) 신체적 유의점 ………………………………………… 39

제2부 실기편

1. 줄넘기 운동에 관한 예비지식 ─────────── 53
   1) 줄넘기 할 때의 유의사항 ··············· 53
   2) 줄넘기 운동의 올바른 방법 ············· 53
   3) 줄넘기 할 때의 자세 ················· 54
   4) 줄넘기 용구의 선택 ················· 55

2. 줄넘기 운동의 기본동작 및 응용 ─────────── 57
   1) 짧은 줄넘기 ····················· 57
   2) 2, 3인 줄넘기 ···················· 75
   3) 긴 줄넘기 ······················ 78
   4) 음악줄넘기 ····················· 81

3. 줄넘기 트레이닝(training)의 방법 및 효과 ─────── 84
   1) 짧은 줄을 사용한 트레이닝(training) ········ 84
   2) 긴 줄 사용한 트레이닝(training) ·········· 88
   3) 줄넘기 트레이닝(training)의 효과 ·········· 95
   4) 줄넘기 운동의 생리적 효과 ············· 96

제3부 부록편

1. 줄넘기 운동의 지도와 평가의 예 ─────────── 101
   1) 줄넘기 운동의 학년별 지도요목 ··········· 101
   2) 줄넘기 운동의 기준속도 ··············· 101
   3) 줄넘기 운동의 기능급수 ··············· 102
   4) 줄넘기 운동 보급방안(초등학교) ··········· 106

2. 줄넘기 일반대회의 일례 ——————————— 107
  1) 경기 종목 ································· 107
  2) 경기 방법 ································· 108
  3) 채점법과 그 기준 ·························· 109

3. 줄넘기 시합의 일례 ——————————— 111
  1) 줄넘기 교내대회 ···························· 112
  2) 세계줄넘기 선수권대회의 경기종목 및 규정안 ········· 115

4. 체육과 학습지도안(Ⅰ) ——————————— 125
  1) 단원 : 줄넘기(Rope Skipping) ················ 125
  2) 새마을 운동의 마스게임 일례 ················· 129

5. 체육과 학습지도안(Ⅱ) ——————————— 131
  1) 단원명 : 줄넘기 ····························· 131

◆ 참고문헌 ——————————————————— 135

제1부 이론편

1. 줄넘기 운동의 유래와 역사
2. 줄넘기 운동의 개념 및 중요성
3. 줄넘기 운동시 유의점

1. 줄넘기 운동의 유래와 역사

1) 한국편

(1) 줄넘기의 유래

한국사를 고찰하면 삼국시대 신라는 화랑도들에게 궁사라는 과목을 필수과목으로 채택, 줄에 의한 무술 연마를 시켰으며, 나아가 심신 연마를 목적으로 수렵 등에 적극 이용하였다. 또한 서민운동으로 수박, 축국, 풍연 등이 이에 못지않게 실시되었는데, 삼국사기의 열전편에서 김유신의 대목을 보면 '유신은 우인을 만들어 연에 달고 바람을 띄우니 불덩이가 하늘로 오르는 것 같다'고 기술하고 있다. 이 대목에서처럼 연날리기는 궁사 못지않게 성행되어 줄을 기다랗게 띄워 빙빙 돌리는 놀이를 하였는데, 여기서 줄을 돌렸다는 점에서 오늘날과 같은 줄넘기의 효시를 찾아볼 수 있겠다.

이조시대에는 점차 줄에 의한 놀이를 더욱 체계성 있게 확립하여 줄다리기나 도색(줄타기)같은 놀이를 창안했던 것이다. 그 당시에는 격구, 투호, 격봉 등은 주로 상류계급에서 즐겼고, 연날리기, 활쏘기, 씨름, 수박, 썰매, 줄타기, 그네뛰기, 널뛰기, 줄다리기 등은 주로 서민층에서 하였을 것으로 추정되는데 줄놀이는 시초부터가 서민들의 마음속에서 싹트고 그들의 애환을 같이 하였던 것을 느낄 수 있다. 따라서 줄넘기가 서민운동으로서 뿐만 아니라 오늘날의 현대인에게 그 빛을 잃지 않고 있는 것인지도 모른다. 이조시대에는 줄다리기, 그네뛰기, 줄타기 같은 많은 줄놀이가 창안 체계화

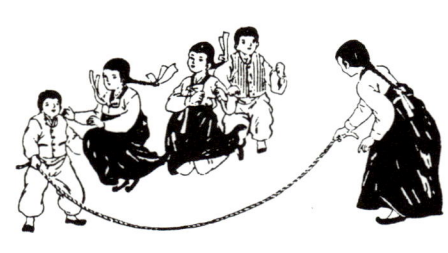
되었는데, 이는 오늘날 씨름, 수박, 널뛰기 같은 놀이와 함께 민속 고유의 스포츠로 각광을 받게 되었다.

오늘날 현대 줄넘기와 유사한 그 면모를 갖춘 놀이는 이조 말엽 성행된 [줄뛰어 넘어가기]놀이로 이는 새끼로 줄을 두텁게 꼬아 약 5~6m 길이의 줄을 양쪽 끝을 한 사람씩 잡고 돌려 그 줄을 여러명이 차례로 이쪽에서 저쪽으로 뛰어 넘어가는 놀이다. 넘는 도중 중간에서 계속 줄을 두 번 세 번씩 넘다 빠져나갈 수도 있다. 이때 뛰어 넘다 발에 걸려 죽는 사람이 술래가 되어 교대로 줄을 돌리는 놀이다. 이 놀이는 현대 줄넘기 보다 줄이 길고 훨씬 굵으며, 또 여러명이 즐기는 놀이지만 줄을 직접 돌려 뛰어 넘었다는 점에서 오늘날 현대 줄넘기의 가장 확실한 모체가 되는 것이라 하겠다. 이는 더욱 변천 발전하여 일인용 개인 운동으로 보급되었고, 범국민적인 스포츠 운동으로 발전되어 왔고 또 앞으로도 계속 발전될 것이다.

(2) 8·15 해방직후부터 현재에 이르기까지 줄넘기 운동 활동사

복싱선수들이 체육관에서 복싱훈련을 할 때 보강운동으로 행하여지던 줄넘기 운동이 8·15 해방 직후에는 복싱선수 출신인 김수일, 박은섭씨 등이 전국각지 초등학교를 순회하면서 줄넘기 운동을 보급하였다. 1971년에는 충남공주교육대학 부속초등학교의 권기혁 교장이 [줄넘기 운동]이란 소책자를 발간, 후진 양성에 열성을 다했다. 그리고 1978년 당시 충남 예산군 신양면 황계초등학교 교사

였던 이회량교사는 줄넘기에 특별한 관심을 가지고 연구 개발하여 아동을 지도하던바 그 기술과 종목의 다양성이 공인되어 1979년 7월에 "새로운 줄넘기"란 주제로 서울 MBC "묘기대행진" TV 프로에 줄넘기 운동을 20분씩 각각 2회 출연하여 본 운동의 열풍을 일으켰으며, 1979년 9월에는 서울 KBS "어린이 만세" 시간에 40분간 출연하여 줄넘기 보급은 물론 시청자의 관심을 집중 시켰다.

그 내용은 짧은줄, 긴줄, 중줄, 겹줄(쌍줄)넘기와 그 줄 속에서 공 주고 받기, 탬버린을 이용한 율동, 가위 바위 보 등이 선보였으며 동요를 부르며 즐기는 다양한 줄넘기 운동을 처음으로 공개하였다.

신양초등학교 근무시에는 줄넘기부를 창설, 꾸준히 지도하여 1981년 5월 소년동아일보사 전북, 전주지사 주최 줄넘기 운동 공연을 전주시 덕진 체육관에서 2회 공연하였고, 1981년 7월 17일에는 청주시 충북 체육관에서 조선일보사 충북지사주최, 충북도교육위원회 후원으로 이회량교사의 지도하에 시범단 10명이 줄넘기 묘기를 충북도내에 널리 보급시킨 바 있으며 대전광역시 가수원 초등학교에 재직하면서도 줄넘기 연구와 지도에 심혈을 기울였다.

전 문교부 체육과(현 문화관광부)에서 초·중·고등학교에 공문으로 줄넘기 운동의 권장과 시설을 비치하도록 시설기준을 정하고 권장함으로서 초·중·고등학교에서 많은 모습의 효과를 거두었고 손형구 교수(당시 수도여고 근무)가 공개연구 수업을 하고 줄넘기 연구 시범 학교로 선정 받았다.

1979년 창조산업에서는 일본의 줄넘기 선수인 스스끼씨를 초청하여 잠실학생 체육관에서 초·중·고등학교 학생 및 교사들을 견학시킨바 있다.

그리고 1980년 2월에는 대한 줄넘기 협회가 발행한 [줄넘기 백과] 책자가 발간되었으며 협회조직은 당시 복싱 출신인 회장 박평순(조흥은행 서대문지점장)씨가 이끌어 오던중 이민을 떠난 후 협회의 활동이 중지되었다. 그러나 유감스럽게도 이 단체가 언제 조직되고, 소멸되었는지는 알수가 없어 애호가들에겐 안타까울 따름이다.

1984년 6월 2일 KBS 토요특집 생방송 건강한 생활 레저스포츠 프로그램에서는 김동건 아나운서와 신승현씨의 진행으로 한국체대생과 손형구 교수 출연을 방영했다.

1985년 한국체육대학 손형구 교수외 2명이 공저한 「最新줄넘기 敎本」·「줄넘기 트래이닝법」이 발간되었으며 잠실학생체육관에서 개최되는 [기초체력육성종목 육상, 체조, 수영]강습회 때에 줄넘기 종목을 수강자들에게 강의하였으며 이왈규, 손형구, 박창재, 김수열씨가 지도자 강습회 및 지도자료를 발표해 줄넘기운동 보급에 찬란한 업적을 쌓았다. 또한 박봉태씨는 1971년 3월부터 8월까지 지병을 치료하기 위해 줄넘기를 시작 1989년 7월 2일 한 시간 동안 많이 넘기에서 14,628회를 넘어 당시의 기록보유자 미국의 랜드 슈나이더(25세)씨가 3년 동안 갖고 있던 기록을 1,318회를 더 많이 넘어 세계기록보유자(기네스북)가 되었다.

1991년 10월 한국 줄넘기 협회가 결성되어, 박봉태씨 자택에서 현판식을 가진 뒤 91년 12월 22일 전국줄넘기행사를 KBS주관 본협회 주최 보라매공원에서 성대히 거행하였고, 92년부터는 충북 천안에서 박창재씨의 주도로 제1차 2급 지도자 강습회를 시작으로 2002년 6월 제 41회 강습회까지 약 2,000여명의 지도자를 배출시켰다.

1993년 한국심장재단(회장 한용철)에서는 심장병 예방을 위한 사업으로 제1회 대회를 KBS 88체육관에서 개최하였고, 2008년까지 4회째 개최하고 있으며, 2005년 박충거 회장이 취임한 후 참가자 수도 1,170명으로 점차 증가하고 있다.

현재 한국심장재단 서태봉씨가 담당자로 활동하고 있으며, 줄넘기 보급에 크게 공헌하고 있다.

94년 한국체대 체육연구소에서는 줄넘기운동의 효과적인 지도방안이란 논문이 손형구, 박영준 교수 공동으로 발표되었으며, 95년에는 이왈규씨의 줄넘기논문이 발표되었다. 96년 8월에는 한국음악줄넘기 운동연구회에서 주관한 한일친선음악줄넘기 합동발표회가 있었다. 한편 수원대 이종영교수는 한국줄넘기 유래에 대한 주제로 논문을 발표했으며, 1995년 7월 27일 중국 연변 체육대학 초청 연길시 TV 방송에 줄넘기의 방송과 한·중 체육학술 세미나도 가졌다.

96년 12월에는 한국줄넘기 중앙협회 임원이 일본 사이다마현 줄넘기 대회에 초청되어 방문하였고, 97년 8월에는 호주 시드니 세계 줄넘기대회에 김수열 선수가 출전하여 3단 뛰기 부문에서 금메달을 획득하는 쾌거를 이루었다.

97년 12월에는 충청남도교육청에서 발행한 연수자료「즐거운 줄넘기 운동」이란 책자가 발행되어 우리나라의 센타 역할을 하였다.

현재 각 지방에서는 지역 줄넘기 협회가 구성되어 저변확대에 온갖 노력을 다하고 있다. 특히 97년 1월에는 김옥렬, 김윤택씨의 주도하에 광주·전남협회가 결성되어, 지방에선 처음으로 2,3급 지도자 강습회가 개최되었다. 97년 한국심장재단 주최의 광주광역시 줄넘기 축제 때는 1,300여명의 학생 및 일반 선수가 출전하여 대성황을 이루었다. 또한 서울시 협회가 97년 12월에 손형구, 정용재, 방재근, 최정규, 고칠오씨 등이 주도하에 결성되었다.

99년 10월 30일부터 11월 1일까지 미국세인트루이스 세계선수권 대회에는 박봉태, 손형구, 김정자, 김수열씨가 참가하여 차기 국제 줄넘기대회를 한국에서 개최하도록 정보 및 VTR를 촬영 이를 전국 시도지부에 홍보하였다.

이러한 활동들이 기틀이 되어 앞으로 줄넘기가 모든 사람들이 즐길 수 있는 평생스포츠 종목으로 생활화되고 소년체전 및 전국체전에 정식종목으로 채택되길 바라고 있다.

(3) 제3회 세계줄넘기 선수권대회(2001년 10월 21일 한국체육대학교)

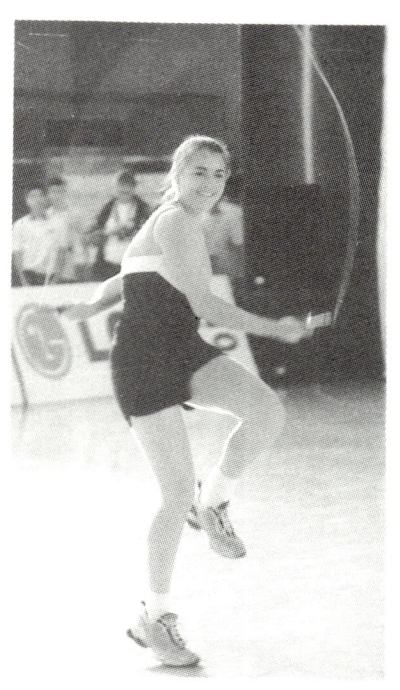

3종목의 대회 규정 종목 등을 한국 지도자들에게 강습시켰다. 우리 나라 선수들은 초등·중등·대학 팀 등 20여개 팀이 시범경기를 가졌으며 많은 새로운 종목의 기술을 도입했다고 보겠다. 날로 발전해 나가는 한국 줄넘기 운동 경기가 아시아를 석권할 수 있다고 보며, 네덜란드 대표 Eric Herber씨는 아시아 줄넘기 운동 연맹 즉 Asia Rope skipping Association을 조직케 하고 조직위원장 이종영 교수, 국제섭외 이사 김수잔 교수(서울시 협회 회장)가 맡았으며, 당시 임원으로 참석했던 일본·대만·말레이시아·인도·독일·중국·캐나다·한국 등 네덜란드·스웨덴·벨기에, 미국·호주 등 13개국 임원과 선수들을 따뜻이 맞이했다.

본 대회를 치르기 위하여 김영웅(재일 주재 동포)·이왈규 고문(줄넘기 음악 연구회 회장)·박봉태(세계기록등재자)·최설경(한국최고기록보유자)·LG홈쇼핑·서통·한국심장재단·손형구(한국체대교

수)·이해일(제3대 회장) 등의 공헌이 있었다. 한국 음악 줄넘기 연구회에서는 지도자 육성 강습회를 79년 10월부터 금년까지 지속적으로 개최하였으며 16개 시도지회의 조직도 완료하였다.

시·도 지회중 부산과 대전이 가장 활발하게 활동하며 어린이 학생 시범단 20여개 팀이 창설 운영되고 있다. 강사는 40여명이나 되며 시도지부에서 자체적인 강습을 하고 있다.

(4) 제7회 세계줄넘기 선수권대회(2008.7.23~28, 남아공 케이프타운)

남아공 케이프타운에 있는 굿호프센터(Good Hope Center)에서 월주니어, 월팀, 월마스터의 3경기가 18개국에서 800여명의 선수가 참가한 가운데 개최되었다.
이번 대회의 수상실적은 다음과 같다.
- 개인전 : 금메달(30초 빨리뛰기, 30초 2단 빨리뛰기)
  은메달(개인종합준우승, 30초 빨리뛰기)
  동메달(개인 3위, 30초 빨리뛰기, 30초 2단뛰기, 자유연기)
- 개인전 종합 : 준우승, 3위
- 단체전 : 금메달 10개(30초 4인 릴레이, 단체자유연기)
- 단체전 종합 : 단체 종합우승

이들 메달을 획득한 선수들은 김지효, 윤서린, 최희원, 현주연, 최희진으로 포항제철 지곡초등학교 학생들 입니다.

2) 세계 여러나라 줄넘기의 유래

(1) 동양편

한국못지 않게 가까운 일본이나 중국 동남아시아의 필리핀, 미얀

마, 인도, 대만, 태국 등도 줄넘기와 유사한 운동으로 민속춤이나 서민 놀이에서 유사점과 공통점을 찾아볼 수 있다. 이는 모두 무엇인가가 움직이고 있는 대상을 리듬에 맞추어 뛰어 넘는 공통점을 가지고 있으며, 단지 차이점은 그 대상물이 새끼줄, 끈, 대나무, 널판지, 막대기, 윤(輪) 등으로 각기 지역과 기후나 생활 환경에 따라 선택되었다는 점이다. 이런 운동이나 민속춤과 서민놀이는 각기 나라마다 다르나 제나름대로의 전통과 특성을 가지고 긴 세월을 걸쳐 오늘날까지 계승되어온 것이다. 이런 민속 줄놀이는 급기야 현대에 와서는 다같이 손쉽게 뛰고 즐기는 운동으로 변모 발전, 보급되어 도처에서 애용되고 있다.

(2) 서양편

서양에서 줄넘기를 역사적으로 고찰해 보면 줄에 대한 확실한 기록은 찾아볼 수 없으나 한국이나 동양처럼 최초에 활로써 줄놀이를 시작했다는 점은 공통의 사실이다. 배에서 사용하는 해적들의 곡예에 가까운 로우프 사용 이동과 줄타기는 로마시대 기사들의 상징이기도 했고, 심지어 서민의 우상이었던 중세 영국의 의적대장(로빈훗)도 활로써 그 용맹을 떨쳤던 것은 그만큼 활이란 줄놀이가 대중화 되었고 서민적이였다는 점을 역력히 간파해 볼 수 있다.

서양은 동양처럼 연날리기나 그네뛰기, 같은 정적인 놀이는 없었으나, 유럽이나 특히 미국은 그들이 개척시대를 맞아 넓은 황야를 누비며 거친 목동이 되어 필수적인 로우프 다루는 법을 익혔던 것이다. 마부는 마차를 몰면서 채찍을 휘둘렀고, 목동은 목축을 위해 로우프를 돌리며 그 기술을 익혔다. 이처럼 로우프(줄)에 의한 생활속에 급기야 오늘날과 같은 현대 감각에 맞는 줄넘기를 창안 보급하여 현대 스포츠로써 애용하고 있는 것이다.

줄놀이는 영국·독일·프랑스·스위스 등 최초 유럽에서 크게 성행해, 급기야 미국 등 중남미 지역으로 전파되었다. 유럽은 독일을 중심으로 시초부터 현대 감각에 맞는 줄넘기를 고안 발전시켜 나갔다.

(3) 독일편

독일에서는 짧거나 긴 줄을 막연히 유희나 줄놀이에 이용하였으나, 점차 체육 운동의 한 부분으로써 정립하여 나가기 시작하였다. 그 대표적 인물은 [구츠·무츠]와 [야안]으로서 그들은 뛰기 위하여 긴 줄과 짧은 줄을 사용하였다. 특히 1800년대 급격히 발전한 체조에 힘입어 줄넘기는 더욱 구체적으로 정립되기 시작하였다. [구츠·무츠]는 1818년 그의 저서 ≪체조입문사≫와 ≪독일체조의 개요≫ 등에서 윤(輪 : Reifen). 짧은 줄(Strick), 긴 줄(Seil) 등으로 구분하여 그에 적절한 도약 스타일을 제시하고 줄에 의한 체조를 시도하였던 것이다. 이는 점차 융성 발전되어 1900년대 중반에서 육상선수나 타경기종목 선수들이 자신의 운동과 훈련에 부합한 줄 운동을 하기 시작하였다. 특히 초창기의 여자 체조선수들에게 줄넘기는 적극 애용되어 리듬 줄넘기 체조 종목 운동으로써 실시되고 있으나 최근에는 건강 및 체력 육성 운동으로써 남녀노소를 불문하고 광범위하게 실시되고 있다.

유럽의 줄넘기 융성과 유행에 힘입어 미국, 캐나다 등 중남미 지역에서도 이 줄넘기 운동은 점차 보급 확대되기 시작하였다.

(4) 미국편

미국에서는 처음에 어린 아이들이 "커피가 좋아요" "차가 좋아요"라고 노래하며 즐기는 놀이로써 유행하더니 각 주에는 줄넘기 협회가 구성되어 졌다. 최근에는 복싱선수나 여러 종목 운동선수들이 체력육성 트레이닝으로써 애용하고 있다. 운동 부족으로 시름하는 일반 대중에게도 상당히 보급 되어지고 있다. 특히 대학 및 연구기관에서 줄넘기 운동의 우수성을 실험 사례로써 입증해 교육계에서도 체육교과 과정에 줄넘기를 교육과정으로 채택하는 면을 보이고 있다.

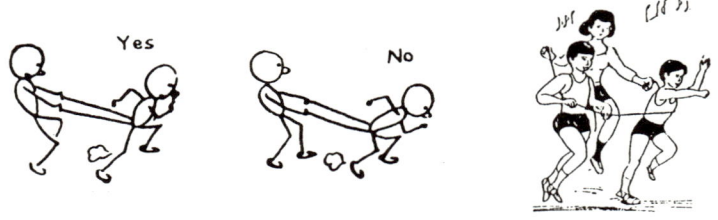

　미 육군사관학교 웨스트 포인트에서는 줄넘기를 정식훈련 교과과정에 채택해 실시하고 있을 정도이다.
　이처럼 미국사회에서는 줄넘기가 유희나 놀이로써 보다는 체육학적인 면에서 하나의 운동학으로써 그 위치를 넓혀가고 있는 실정이다.
　또한 미국에서 줄넘기가 대중운동으로 확산된 데는 미국 심장학회의 역할이 컸다. 학회측은 줄넘기가 심장에 부담을 적게 주면서도 매우 효과적인 운동이 된다는 점을 감안, 1979년 이래 2,500만명의 청소년들에게 줄넘기를 소개해 왔다. 최근에는 줄넘기의 효과가 널리 알려지면서 헬스클럽에 줄넘기교실이 개설되는가하면 성인들을 중심으로 한 줄넘기애호가 클럽이 구성되는 등 주요운동 종목으로 자리를 잡아가고 있다.
　줄넘기 관계단체로는 세계줄넘기협회(WRSF), 미국 아마추어 줄넘기협회(USAJRF), 아메리칸더블터취리이그(ADDL), 캐나다줄넘기협회(CSA), 로픽스(ROPICCI)등이 있고 매년 세계선수권대회, 세계더블터취대회 등이 열리고 있다.

(5) 일본편

일본의 아이들 놀이연구가 한자로 반택민랑(半澤敏郞)은 일본의 줄넘기의 발생에 대해서는 확실한 자료가 없다고 하면서도 줄이란 인간의 생활도구를 사용한 놀이라는 점에서 줄의 역사와 함께하는 오랜 기원을 가진 것으로 추측하고 있다.

일본의 각지방에서는 "큰파도 작은파도, 아가씨 들어오세요" 등 여러 가지 와라베우다(童歌)라는 줄넘기노래가 보급되어 여자 아이들은 이 노래를 부르면서 반돌리기 등 소박한 형태의 긴줄넘기를 많이 하였는데 와라베우다의 역사가 무로마찌시대(室町時代 1333~1542)까지 거슬러 올라간다고 한다.

일본의 아이마다이(相馬大)는 일본의 옛 아이들이 새끼줄을 신성시하였고 여아들의 복장이 줄넘기에 적합하지 않다는 점을 들어 일본의 줄넘기가 예로부터 있었던 놀이라는 설에는 부정적이다.

일본의 사이다까현 줄넘기협회 회장 구보다마사미(久保田正己)는 한일친선 음악줄넘기 세미나에서 일본줄넘기의 기원에 대해 인간의 수렵유목에서 농경문화의 발생으로 정착생활을 시작한 때에 줄넘기가 아이들의 놀이로서 발생한 것으로 추측된다고 말하고, 어떻게 보면 일본의 놀이는 도작문화(稻作文化)가 한반도로부터 북구주(北九州)에 전해졌던 미생시대(彌生時代)에 도작문화와 함께 전해졌던 것이 아니였을까하고 보고 있다.

일본은 약 60, 70년전부터 대학교수들이 독일체조와 함께 전해온 줄넘기에 관심을 가지고 연구하고 책을 내고 강습회를 열어 줄넘기 기술보급에 앞장섰고, 후생성도 라디오 줄넘기 시간이나 TV 줄넘기교실을 운영하는 등 지원을 아끼지 않아 줄넘기 기술도 많이 개발되어 보급단계를 지나 정착되어 여성들의 미용운동으로 또는 레크레이션으로 가정이나 직장에서까지 행해지고 있다.

특히 일본 사이다마현에서는 줄넘기를 콤뮤니티 스포츠(Community Sports), 즉 지역사회체육으로 지정하여 1983년부터 초등학교 임용고시에 줄넘기실기를 넣어서 줄넘기 지도자를 확보하고 연간 20~30회씩의 강습회를 열어 현내의 줄넘기 보급에 열을 올리고 있다.

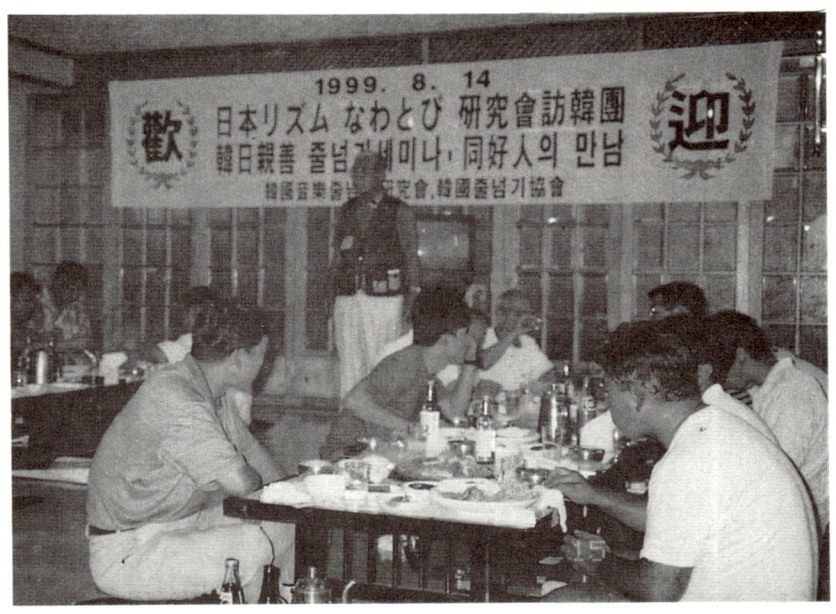

2. 줄넘기 운동의 개념 및 중요성

1) 줄넘기 운동의 개념

 과거에 우리는 생활의 어려움 때문에 건강의 관심보다는 의식주의 해결에 더욱 매달렸지만 이제는 아파트로 밀집된 도시공간과 급변하는 사회구조, 고도화된 후기산업사회 속에서 살아가며 운동부족과 내·외적 스트레스를 많이 받고 있다.
 신체활동 및 레크레이션활동을 통해 운동부족과 스트레스를 극복할 때 자기 건강을 유지하고 나아가서 곧 명랑한 사회생활을 이루는 건강한 구성원이 되는 것이다.
 우리 인간은 하루 몇 분씩이라도 움직여주는 것이 본능적인 활동이라 말할 수 있다.
 그래서 정신건강과 육체를 단련시키기 위해서는 본능적으로 달리고, 뛰고 던지고 싶어한다. 곧 뛰게 하는 것은 전신이 각 부위에 적정한 수준의 운동량을 높여주기 때문이다.
 특히 그중에서 쉽게 뛸 수 있는 운동은 줄넘기운동이다. 이 운동은 인체의 심장기능과 호흡기 계통을 강화시켜 주는 운동이다.
 일반 신체기능은 음식과 보약을 섭취함으로써 그 기능을 높일 수 있지만 심장기능은 자연 그대로의 작용을 하기 때문에 외부의 활동과 자극에 의해 기능을 높여주어야 한다. 다시 말해서 심장기능이 강해진다고 하는 것은 혈액순환을 활성화시키며 모든 병의 원인으로부터 예방할 수 있는 기능을 갖는 것이다.
 예를 들면 각종 성인병 즉 고혈압, 당뇨병, 심장질환과 함께 심장기능이 약하면 하체로부터 노쇠현상이 온다는 것은 주지의 사실이다.

그러므로 줄넘기 운동은 인체의 각 부위에 리듬을 비롯한 릴랙스한 운동량을 가하여 하체와 팔을 단련시키며 남녀노소가 좁은 공간에서도 시간의 구애를 받지 않고 특별한 도구가 필요없이 활용할 수 있는 운동이다.

효과면에 있어서도 신체에 장애가 없고 정신적·심리적 안정을 얻을 수 있고 질병에 대한 저항력과 생활에 대한 적극적인 자세, 인체내부 제기능 작용에 만전을 기할 수 있는 좋은 점이 있다.

이 줄넘기 운동은 전문적이 아닌 대중 스포츠에 있어서도 지속적으로 활용할 수 있는 레크레이션 종목으로 발전되었으면 한다.

줄넘기 운동을 통하여 신체의 생리적 효율성을 높이고 심리적 안정성을 유지시키며 공간·지각 및 신체적인 상호작용 능력을 향상시키려는 목적을 갖고 평생 종목으로 활용했으면 한다.

2) 줄넘기 운동의 중요성

건전한 정신함양과 더불어 건강한 신체를 갖기 위하여는 적극적인 신체단련이 필수적이다. 그러나 재정적인 문제와 바쁜 현대사회의 구조적인 문제 등으로 인하여 스포츠의 대중화에는 많은 난제가 있다. 이에 필자는 전국민이 생활 속의 스포츠로서의 줄넘기를 적극적으로 권장하고 싶다. 줄넘기는 간단하고 단순한 운동이지만 적은 비용과 좁은 공간에서도 짧은 시간에 최대의 운동효과를 누릴 수 있는 사계절 만능 스포츠이다. 그리고 창의적인 욕구를 얼마든지 분출할 수 있으며, 두뇌에 청량제 역할을 하며 심신을 단련시켜 건전한 사회인 육성에 원동력이 되는 운동이라고 주장하는 바이다.

이러한 줄넘기 운동은 강한 면과 경쾌한 면의 양면성을 가지고 있다. 강한 면은 우리에게 강인한 투지와 용기를 길러 담력과 자신감을 주며, 경쾌한 면은 부드러운 사랑하는 마음가짐을 가지게 하며 순환기관을 활발하게 하여준다. 그러므로 줄넘기는 건전한 인격형성의 길잡이 역할을 한다.

3) 운동량이 높은 줄넘기 운동

 우리가 하루에 섭취한 에너지 중에서 일상 생활 이외에 운동으로 소비시켜 줘야 하는 열량은 하루에 약 250~300kcal인데 평보걷기로 치면 90분(4㎞) 정도 걸어야 하며, 속보로는 60분(6㎞) 정도, 조깅으로는 30분 정도 소비되는 양이며 줄넘기 운동으로는 10~20분(앞회전~1회전 1도약) 정도 장년부는 5~10분 정도 하면 300kcal 정도를 소비하게 된다.

 분당 맥박수도 130~180회를 기록하는 강도높은 운동으로 보통 각자에게 맞는 운동량은 일률적이지는 않지만 숨이차고 조금 힘이 든다면 그것이 자기에게 맞는 운동의 강도이며 그 정도로 힘이 들지 않으면 시간을 조금씩 높여가는 방법도 좋을 것이다.

 그리고 줄넘기 운동은 5분만 하여도 1.5㎞를 전력 질주하는 것과 맞먹는 운동량이 됨으로 줄넘기는 심폐기능 향상은 물론 순발력, 민첩성, 하체 근력을 향상시키는 효과가 크다.

 다만, 너무 강도 높은 운동을 피해야 하는 노약자나 상해의 위험이 있는 과다 비만자, 관절 환자에게는 맞지 않는 운동이다.

 줄넘기 운동은 초보자의 경우 가볍게 할 수 있는 만큼 하다가 운동 강도를 차츰 높여 가는 것이 좋고, 익숙해진 다음에도 자신의 최대 심박수의 70~80% 정도 유지되도록 운동을 하는 것이 바람직하다.

4) 줄넘기 운동의 종류

줄넘기 운동은 긴 줄 및 짧은 줄 운동의 2개로 대별되고 그 외에 긴 줄과 짧은 줄을 편성한 운동 등이 있다.

긴 줄을 사용하는 운동과 긴 줄과 짧은 줄을 편성하고 행하는 운동은 초기 단계에 대한 줄넘기 외 도입운동에서는 극히 유효하지만 기술성이 부족하고 기술로써의 발전은 그다지 기대할 수 없다. 그것에 비교해서 짧은 줄로 하는 운동은 스스로 줄을 돌리고 그것을 뛰어야하기 때문에 변화와 기술성이 많다. 짧은 줄을 실시하는 줄넘기 운동 실시 방법에는 기술 외 지속성을 중심적인 목적으로서 행하는 방법과 하나하나가 가지고 있는 과제성, 및 그 발전성을 중요시하는 실시방법과 두 가지로 생각할 수 있다. 전자는 지금까지 일반적으로 행하여지는 방법이지만, 후자는 고도한 기술의 발전성이 있기 때문에 스포츠성이 있고 대단히 흥미를 가지고 그것을 행할 수 있다. 이것들을 정리하면 다음과 같다.

(1) 지속성을 목적으로 하는 줄넘기 운동

시간과 횟수를 늘리는 것을 목적으로 실시한다.
이 방법은 복서와 육상경기 등의 선수가 심폐기능을 향상시키기 위한 보강운동으로서 행하는 경우에 도움이 되지만 기술성이 부족하고 흥미도 적다.

(2) 기술성을 목적으로 한 줄넘기 운동

① 장소의 이동에 따라 뛰는 방법
겔럽, 스킵, 뛰어감, 한발 줄넘기. 양다리이동 줄넘기 등이 있다.

② 제 자리에서 뛰는 방법

뛰어가면서 넘기, 엑스 넘기, 전 후 뛰어 넘기, 좌우 뛰어넘기, 한발 흔들어 넘기, 1회선 2보 넘기, 1도약 3회선 넘기, 1도약 4회선 넘기, 1회선 양다리 2회 넘기, 1회선 양다리 3회 넘기 등이 있다.

이러한 뛰는 방법을 이동의 방향, 줄의 회선방향, 회선횟수, 발의자세의 변화 등에 따라서 무수히 발전시킨다.

(3) 기술성을 가지고 있는 줄넘기 운동

무수히 많이 존재하는 줄넘기운동의 기술을 하나의 기준을 가지고 규정짓는 것이 중요하다.

① 혼자서 하는 줄넘기
② 양다리를 맞추어서하는 줄넘기
③ 줄을 전후 연직면 상 회전한다.
④ 음악 줄넘기 : 음악에 맞추어서

이러한 요소를 기본으로 하고, 줄의 회선 수, 회선방향, 팔의 자세 등을 변화시키고 수 많은 발전을 생각한다.

줄넘기 운동은 일반적 체력을 높이는 목적에 대하여 그 수단으로서 행하는 것이 일반적이다. 그런 경우에 자주 행하는 실시방법은 2회선을 몇 백 번을 연속해서 줄넘기 한다거나 몇 분간 연속해서 뛴다거나 하는 방법이다. 이 같은 방법으로는 기술적인 발전을 기대할 수 없다. 아이들은 친구가 순회 선을 하면 자기는 그것을 교차 넘기에 변화시키고 2회선 넘기를 갖추면 다음의 3회선 넘기로 발전시키는 것에 열중한다.

운동구조가 보다 고도한 기술에 도전하는 것에 무한의 기쁨을 느끼는 것이다. 그 때문에 줄넘기 운동이 구성하고 있는 기초적인 요인을 가지고 기술의 계통발전성을 생각하는 것은 중요한 것이다.

5) 줄넘기 운동의 특징

(1) 줄넘기는 남녀노소 누구나 할 수 있다.

줄넘기는 남녀노소를 불문하고 허약한 사람이라도 무리없이 연습할 수 있는 운동이다. 남자에게 적합한 운동은 여자에게 부적합하고, 여자에게 적합한 운동은 남자에게 부적합한 것이 많다. 또 원기왕성한 청년들이 즐겨할 수 있는 운동과 노인이나 어린이들이 즐겨할 수 있는 운동이 같기란 매우 힘든 일이다.

그러나 줄넘기는 어떤 정해진 운동이 아니므로 자기의 신체에 알맞게 연습할 수 있으며, 짧은 운동시간이라 할지라도 꾸준히 계속해 나간다면 자신도 모르게 체력이 강해지며 기술이 향상되어 재미있게 운동을 할 수 있다.

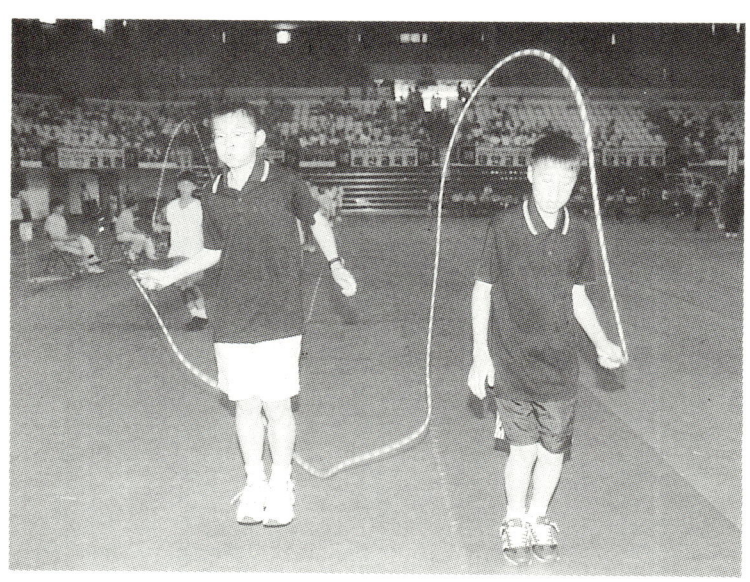

(2) 줄넘기는 장소의 구애를 받지 않고 어느 곳에서나 할 수 있다.

 테니스, 농구, 축구, 수영 같은 운동은 아무 곳에서나 할 수가 없다. 반드시 적당한 장소를 필요로 하고 때로는 상대가 있어야 한다.
 그러나 줄넘기는 이러한 점에 구애를 별로 받지 않고 즐길 수 있는 운동이다. 장소나 상대 또는 특별한 도구나 복장이 필요치 않고 뜰이나 정원 그 어느 곳에서도 생각날 때 즉시 운동을 할 수 있기 때문이다.

(3) 줄넘기는 특별히 시간을 정하지 않고 언제든지 할 수 있다.

 줄넘기는 언제나 시간을 많이 소모하지 않고 연습할 수 있다. 운동 소요 시간도 극히 짧은 시간으로 만족할 만한 효과를 얻을 수 있다. 현대와 같이 시간을 절약하는 시대에 단 5분 정도의 운동으로 건강을 얻는다면 그보다 더 이상적인 운동은 없을 것이다. 또한 줄넘기는 숙달되면 될 수록 동작은 민첩해지고 운동효과는 커지기 때문에 짧은 시간이라 할지라도 많은 운동량을 효과적으로 가져올 수 있다. "운동은 하고 싶으나 시간이 없다"라고 말하는 현대인들에게 줄넘기야말로 가장 이상적인 운동이라 할 것이다.

(4) 줄넘기는 특별한 도구가 필요치 않다.

 줄넘기는 2~3m의 줄만 있으면 운동을 할 수 있다. 특별한 복장이나 도구가 필요하지 않다. 오히려 맨발로 줄넘기를 하면 발바닥의 단련과 더불어 운동 중 자연의 신선함을 느껴 볼 수 있다.

(5) 줄넘기는 신체상의 위험이 따르지 않는다.

 유도, 레슬링, 태권도, 복싱 등의 무도나 축구, 럭비, 농구 등의 스포츠는 항상 상대와 접해야 되고, 운동 중 안전에 유의하여야 하는 과격한 운동인데 비하여 줄넘기는 안전한 장소와 안정된 분위기 속에서 차분히 역량에 따라 행할 수 있는 운동이다.

(6) 줄넘기는 균형잡힌 신체를 형성한다.

줄넘기 운동은 팔과 다리를 사용하는 전신 운동이므로 아주 균형적인 몸매를 가꿀 수 있다. 전신을 상하, 좌우, 균등하게 움직이기 때문에 남자에게는 균형적인 신체를 만들며, 여자에게는 아름다운 몸매를 가꾸어 준다.

(7) 줄넘기는 개인적 및 단체적으로도 할 수 있다.

줄넘기는 개인의 운동으로도 효과가 있으며, 가족, 직장, 학교 등에서도 함께 어울려 즐길 수 있는 운동이다. 특히 현대와 같은 전문화된 생활 속에서 가족 모두가 함께 줄넘기 놀이를 하며 잠시나마 웃고 서로간의 정을 돈독히 나눌 수 있는 운동이다.

6) 줄넘기 운동의 효과

줄넘기 운동을 꾸준히 해 나갈 때 과연 우리의 신체는 어떠한 변화가 오는가?

사람에게는 육체와 정신의 양면성이 조화되어 있기 때문에 현대의 우수한 운동이란 단지 육체의 단련만을 뜻하지 않고 정신의 수양까지 배양할 수 있는 양면성의 이점을 가져야 한다. 줄넘기는 이 양면성 배양운동의 좋은 표본이 된다고 할 수 있겠다. 줄넘기는 생활 속에서 심화됨에 따라 심리적으로 안정을 찾게 하여 준다.

줄넘기는 가장 자연스럽고 운동량이 풍부한 전신운동으로서 혈액순환과 호흡기능을 왕성하게 하고, 식욕부진, 위장병, 가까운 심장병 등의 회복에 뛰어난 효과가 있으며, 매일 10분 내지 20분씩 계속하면 피하지방이 제거되고 균형잡힌 아름다운 몸매와 건강한 육체를 만들 수 있다. 특히 운동부족과 영양과잉으로 비만증세가 나타나는 도시의 남녀노소에게는 지방질 제거 운동으로서 가장 적합하다. 또한 도약의 즐거움은 인간에게 쾌활하고 명랑한 정신을 갖게하며, 단체 줄넘기는 협동정신을 길러주므로, 이 운동을 직장, 가정, 학교 등에서 집단적으로 행하면 건전하고 화합된 명랑한 분위기를 조성하여 일의 능률과 보람을 갖게 한다.

줄넘기 운동을 통하여 얻을 수 있는 생활상의 효과를 좀더 구체적으로 열거하여 보면 다음과 같다.

(1) 완벽한 신체를 형성한다.

줄넘기는 돌림과 도약을 통해 탄력성과 유연성을 길러주는 운동이며 전, 후, 좌, 우, 상, 하로 전신 근육을 움직여 줌으로써 현대 건강인의 전형적인 외모를 만들어 준다. 이처럼 자신의 육체에 자신이 있는 것은 곧, 젊음을 뜻하며 이러한 줄넘기의 매력은 행복과 풍요한 건강사회를 이룩하여 준다.

(2) 인체 내부 제기능 작용에 만전을 기한다.

건강은 인체 내부의 모든 기능이 활발히 움직일 때 충족히 유지될 수 있다. 그리고 이러한 건강한 인체내 심근과 혈관의 견인력을 증강시키는 여러 운동 즉, 자전거, 수영, 테니스, 달리기 등을 통하여 얻을 수 있으나, 운동환경 요인이나 제반 운동 특성에 비추에

볼 때 줄넘기가 가장 완벽한 운동이라 하겠다. 특별히 시설이나 장비가 필요치 않고 경제적으로도 전혀 비용이 들지 않으며 신체조건이나 밤과 낮, 기후, 계절, 장소 등 그 시설에 아무런 제약을 받지 않는 현대인에게 아주 적합한 운동이다. 줄넘기 운동을 통한 인체의 제기능 증진의 그 구체적인 기능 강화의 예시를 든다면 다음과 같다.

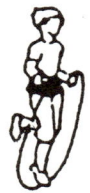 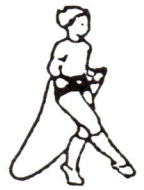 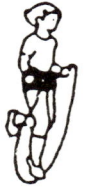 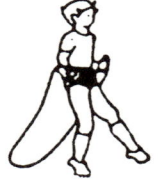

줄넘기는 무엇보다도 호흡기운동으로 호흡근을 강화시켜 체내의 산소 사용량을 증가시켜 가며 폐의 기능을 현저하게 강화 시킨다.

또한 혈관계통의 기능 강화로 혈압과 맥박 수가 종전보다 낮으면서도 보다 많은 양의 혈액을 공급할 수 있게 되며, 운동후 맥박과 혈압이 정상치로 되돌아 오는데 걸리는 시간이 짧아진다.

이외 열량 소모력이 증가하며, 근육의 힘이 강대해지고, 일정량의 운동후 체내에 축적되는 유산의 발생량이 감소된다. 단적으로 줄넘기를 통해 인체의 기계적 효율성이 높아지고, 적은 양의 산소로서도 보다 많은 근육활동이 가능해 진다.

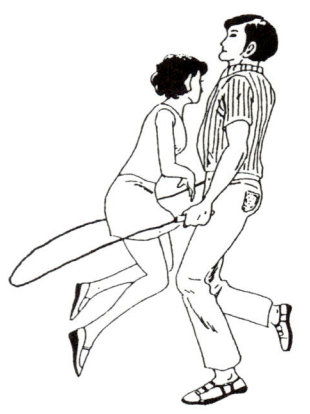

(3) 정신적 심리적 안정을 얻는다.

줄넘기를 한 후 인체에 미치는 심리적 변화는 매우 크다.
즉 줄넘기는 운동의 율동·리듬으로 심리적 발전을 보게 되는데, 이는 정신적 에너지가 고양된 상태로 집중력이 응결되고 정신적인 정밀도가 한층 높아진 상태라 하겠다.
다시 말해 줄넘기로 땀을 흘리게 되면 무언가 몰두해 이루었다는 심리적 만족감에 온갖 고민을 잊을 수 있고, 우울이나 불쾌감 등의 정신적 제요소를 말끔히 씻어 버려, 정신적 수양에 까지 이르지는 못하더라도 오직 자기 자신에 대한 보다 더 안락한 기분을 갖게 된다.
줄넘기는 이런 정신적·심리적 안정속에 인격의 완성과 조화를 가져다준다.

(4) 질병에 대한 저항력을 높인다.

현대 의학 건강의 모태는 건강할 때 평상시 운동으로 질병을 예방하자는 데 있다. 이런 면에서 줄넘기는 호흡근 및 호흡기능의 강화로 호흡기 계통의 질병인 천식·기종·폐렴 등에 저항력을 높이며, 인체의 신진대사를 활발하게 촉진하여 고혈압·동맥경화·당뇨병·심장질환 등의 순환기 및 혈관계통의 질병에 대한 위험성을 현격히 감소킨다. 또한 신체 부위의 균형적인 움직임으로 운동부족에서 오는 비만증이나 관절염·변비 등을 완전히 예방할 수 있다. 한편 우리들이 줄넘기를 하게 되면, 산소를 많이 흡수하게 되어 그 산소가 뇌세포로 들어가 뇌의 자기 수정기능을 강화시켜 정신건강을 증진시켜 준다. 이로 인해 우리는 정신질환인 불안·초조·근심이나 두통·현기증 등의 증세에서 가볍게 치유될 수 있다.

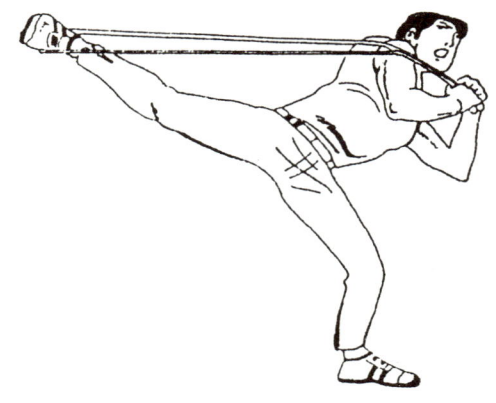

(5) 생활에 적극적인 사람이 된다.

현대 직장인의 건강이란 신체의 원활성에 있다. 신체가 원활하려면 평상시 운동을 통해 온몸의 근육과 관절을 적절히 운동시켜 주어야 한다. 이처럼 운동을 꾸준히 하여 온 사람은 운동을 게을리 하는 사람보다 더 정력적이고 자기 자신의 삶에 대하여 적극적인 삶으로 이끌게 된다. 매사에 있어 다른 사람들보다 더 빨리 모든 일을 처리하고, 항상 창의적인 기풍을 진작시켜 나아간다.

(6) 나쁜 생활습관을 고친다.

줄넘기로 땀을 쭉 흘리고 보면 그 의혹의 실마리는 쉽게 풀릴 것이다. 담배나 술 대신 줄넘기를 하고 싶어질 것이다. 니코틴이나 알콜 중독은 인체를 폐인으로 만드는 수렁이지만 줄넘기 중독은 인간을 더욱 풍성하게 건강체로 만들어 준다.

줄넘기의 생활화는 나쁜 습관인 음주벽이나 마약·불면증 등을 말끔히 해소시킬 수 있으며, 더 좋은 습관과 인생의 선(善)을 위해 노력하고 매진하게 된다. 이처럼 줄넘기는 여섯 가지 효과이외에 수없이 크고 작은 영향을 우리에게 미친다. 위에서 예시한 줄넘기 운동의 효과는 일생 동안 줄넘기를 하여 얻는 이득에 비하면 빙산의 일각에 불과하다. 이런 평생 줄넘기 운동은 줄넘기인(人)에게 영원한 인생의 반려자요, 생활의 벗으로서 우리의 건강과 안녕을 유지해 준다.

7) 줄넘기 운동의 심리적 효과

줄넘기 운동을 행함으로서 얻을 수 있는 심리학적효과는 다음과 같이 설명할 수 있다.

인간의 욕구는 개인의 심리적 발달 수준에 따라 각각 다르며, 신체활동의 욕구 또는 심리적 욕구충족을 위해서 체육 또는 스포츠 활동이 이용된다.

욕구란 유기체가 생존하고 성장, 발달하기 위하여 갈망하는 인간의 본질적인 특성을 말한다. 인간의 신체활동의 욕구는 태어나면서부터 시작된다. 즉, 출생 후 반사운동, 기기, 걷기, 달리기, 뛰기 등의 운동 기능을 습득하여 놀이나 게임에 적용하게 되는 것이다.

인간의 내면적, 정적 욕구를 총칭하는 심리적 욕구 중 가장 기본적인 생리적 욕구들이 충족되지 않으면 상위 욕구 즉, 안전욕구, 소속감과 사랑의 욕구, 자존의 욕구, 인지 욕구, 심미 욕구, 자기실현 욕구 등의 충족을 가져올 수 없다는 것이다.

사람들은 누구나 내재된 욕구의 충족을 원하고 있으며 이러한 욕구가 충족되었을 때에 성취감을 느끼게 되어 적응을 잘 할 수 있게 된다. 그러나 욕구 충족이 불만족스럽게 이루어졌을 때에는 좌절에 빠지기 쉬우며, 일의 수행에 장애를 가져 올 수 있다.

운동경기에서는 개인경기, 단체경기에서도 선수를 긴장시킨다.

정신적인 긴장은 운동수행 도중에 긴장감을 유발하여 집중력을 떨어뜨리고, 신체적 긴장은 복잡한 동작을 요구하는 운동에서 악영향을 끼친다.

불안이 생기는 원인은 운동선수들이 경기시 상대의 특성이나 경기내용을 이해하지 못하며 환경에 적응하지 못할 때에 나타난다. 그리고 불안의 경향은 하나의 성격특성으로 볼 수 있는 특성불안과 경기장면을 위협적인 것으로 생각하거나 우려하는 상태불안으로 나눌 수 있다.

줄넘기 운동이 가져다주는 심리학적 효과는 다음과 같다.

첫째, 내면적으로 직면하는 긴장과 불안 요인을 감소시켜 마음의 안정을 가져온다.

둘째, 정신을 한 곳에 모을 수 있는 집중력을 길러준다.

셋째, 자신의 심리상태를 콘트롤 하여 자제하고 억제할 수 있으며 성취감을 이루도록 자신감을 가져온다.

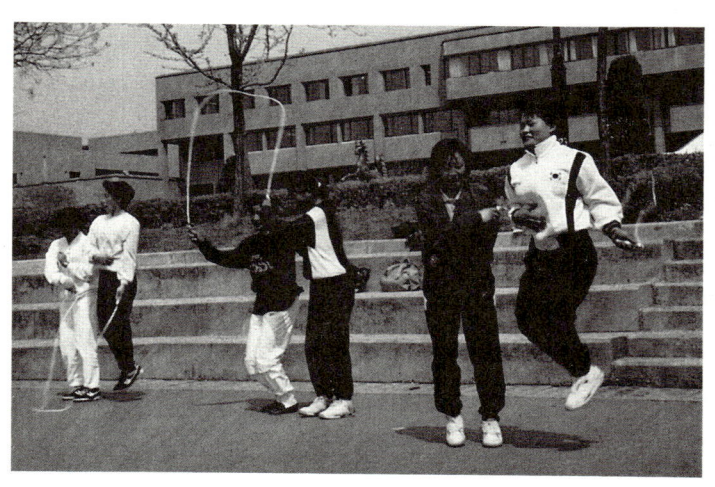

3. 줄넘기 운동시 유의점

줄넘기는 끊임없이 행하는 노력이 필요하다. 줄넘기는 한편으로 허공 속을 맴돌며 뛰는 단조로운 운동이기 때문에 자칫하면 흥미를 잃고 권태를 느끼기 쉬우나 꾸준히 줄넘기 운동을 해 나가면 자신도 모르게 훌륭한 기술을 몸에 익힐 수 있게 된다.

1) 정신적 유의점

줄넘기를 장기간 생활의 벗으로 삼아 행해 나가기 위해서는 그에 따른 줄넘기에 대한 마음가짐이 있어야 한다. 어려움에 직면했을 때 여러 가지 난점들을 극복해 나아가야 되며, 매일 매일 운동을 꾸준히 해나갈 수 있는 추진력도 있어야 한다.
줄넘기 운동중 정신적으로 유의해야 될 점은 다음과 같다.

(1) 줄넘기란 운동을 너무 경시해서는 안된다.

줄넘기는 줄 하나만 있으면 다 되고 운동법도 쉬우므로 그저 아무렇게나 하다 싫증나면 중단하는 그런 안일한 태도를 버려야 한다. 줄넘기는 긴장하고 숙연한 마음가짐을 갖고 단 한 번 하더라도 의미있는 도약을 해야 한다. 그래야만 운동효과도 있고 운동의 기술도 향상된다.

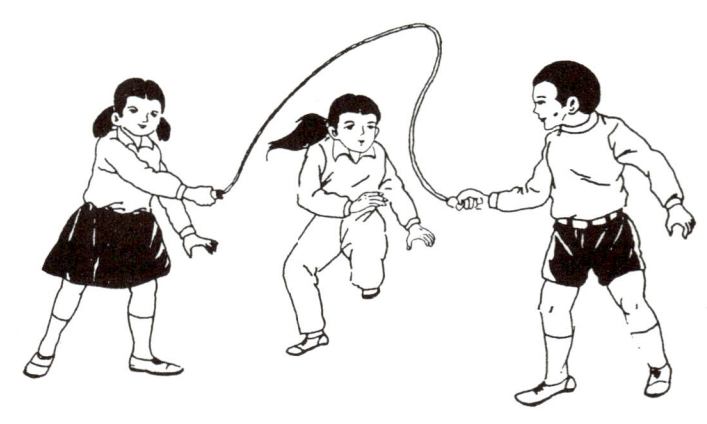

(2) 줄넘기 운동은 절대 과욕을 부려서는 안된다.

　줄넘기 운동은 무리하게 행하거나 일시에 과격하게 운동량을 많이 갖지 말고 매일 조금씩 자신의 체력에 맞도록 운동량을 조절해 나가야 한다. 최고수준에 도달하면 현상 유지에 노력해야 한다. 운동의 적정량이란 운동이 끝난 다음날 생활에 지장이 오지 않으면 일단 적정량으로 간주할 수 있다. 또한 운동하는 동안에 줄이 발에 걸려도 운동에 권태를 느끼어 중단하지 않도록 신경을 써야 한다. 계획된 시간을 충실히 실시하고 운동의 마무리를 잘 하는 습관이 중요하다.

(3) 운동 후 줄넘기 도구인 줄을 잘 보관·관리하는 습관을 갖도록 한다.

　비록 값싼 운동기구라 할지라도 항시 자신의 귀중한 물건으로 간수하여야 한다. 이와 같은 일이 줄넘기의 수명을 연장시키고 운동의 효과도 올리게 된다. 오직 아끼고 다듬으며 정성을 쏟는 가운데 줄은 잘 길들여지며, 언제나 줄넘기에 대한 애착심을 갖게 하여 준다.

2) 신체적 유의점

줄넘기 운동이 몸에 좋다고 무턱대고 빨리 많이 행하는 것은 몸에 유익하지 못하다. 특히 초보자들이 이런 방식으로 운동을 하면 얼마안가 몸에 이상이 생겨 다시는 줄넘기 운동을 하고자 하는 욕구마저 잃게 된다. 따라서 줄넘기 운동을 하기에 앞서 사전에 한 달이나 두 달의 장기적 안목에서 계획표를 짜 자신의 역량에 맞게 서서히 실시, 적응해 나가야 한다.

그러면 줄넘기 운동을 시작할 때, 과연 신체의 적응력을 높이기 위해서 어떠한 방법으로 몸을 풀어 줄 것인가, 혹은 운동의 양과 질을 높이기 위해서 어떤 훈련법을 택하여 구사할 것인가 하는 점에 대해서 알아보기로 한다.

줄넘기 운동을 실시할 때 신체적 적응도에 따른 유의점은 크게 운동 전, 운동 중, 운동 후의 3가지 면에서 생각해 볼 수 있다.

(1) 운동 전

자신의 체력이나 역량에 따라 운동계획표가 작성되었으면, 그날의 몸 컨디션에 따라 계획표대로 운동을 실시해 나간다. 그러나 주(主)운동을 하기에 앞서 준비하여야 할 점이 있다.

가. 운동 준비물에 만전을 기하라.

먼저 운동을 실시하기에 앞서 사전에 운동하기에 알맞은 복장 및 신발, 줄넘기의 고장 여부, 운동에 필요한 시계나 기록노트, 라디오, 거울 등의 준비, 운동의 효율적인 진행을 위해 외적 운동환경 요건이나 도구, 준비물, 복장 등을 점검 보완해야 한다. 줄넘기는 줄이 탄력있고 힘이 있어 잘 돌아가는 것으로 택해, 길이를 자신의 키와 몸에 맞게끔 조정한다.

운동복장은 몸 놀리기에 지장이 없는 평상시 의복이나 추리닝도 무방하나 구태여 운동복장의 격식을 갖춘다면 하의는 겨울철을 제외하고는 반바지가 다리나 무릎을 움직이는데 아주 편하며, 상의는 소매가 없는 반팔 셔츠가 적합하다. 이때 셔츠는 바람과 공기가 잘 통하며, 땀을 잘 흡수하는 모사나 면직물이 적합하다.

운동화는 되도록 가볍고, 양말을 신고도 조금 넉넉한 신발로 택하되, 다음과 같은 구비 조건을 갖추면 더욱 좋다.

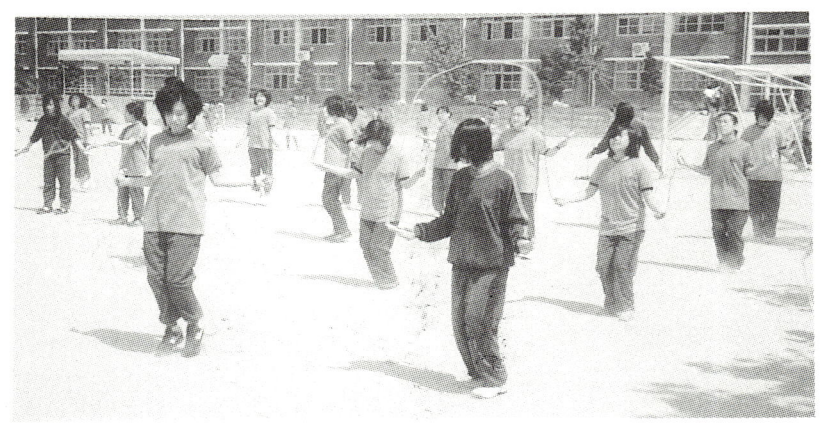

먼저 도약을 할 때 두뇌와 신체에 충격을 주지 않도록 어느 정도 쿠션 감촉이 있어야 하며, 굽혀지는 발끝에 무리가 가지 않도록 신발 앞축 양 옆면이 부드러워야 하며 뒤축은 약간 넓고 안정감 있는 것으로 하여 발이 지면에 닿을 때 편안감을 주어야 한다. 그러나 줄넘기를 실내에서 할 때는 구태여 운동화를 착용할 필요는

없고 털이나 면으로 된 양말을 신고하면 된다. 맨발로 하여도 무방하나 간혹 줄이 발에 걸릴 때 줄이 발가락을 때려 아플 경우도 있다. 실내에서 운동할 때 유의점은 딱딱한 마루나 방바닥 위에서 하지 말고 카페트나 담요 등을 바닥에 깔아 운동의 탄력을 높여 발목이나 신체·두뇌 등에 충격을 주지 않도록 하여야 한다. 구태여 실내에서 신발을 신는다면 기계체조 선수들이 신는 체조화 정도가 무난하다. 줄넘기는 운동화를 신고 할 때는 반드시 양말을 착용하는 것이 좋다. 양말은 줄넘기를 오래 할 때 신발에 발이 닿아 발가락이나, 바닥, 발뒷꿈치가 벗겨지거나 물집이 생기는 것을 방지해 주는 역할을 한다. 그러나 양말도 바닥이 거친 것이나 흠집이 있는 것을 신고하면 운동 후 발바닥에 물집이나 피멍울이 들게 된다. 따라서 양말은 반드시 흠집이나 오물이 없는 깨끗한 것을 신고, 무좀 같은 피부병에 걸리지 않도록 땀이 찬 양말은 빨아 신는 습관을 들인다. 대체로 양말은 비교적 땀을 잘 흡수하고 질긴 면양말이 좋으나, 겨울철에는 보온이 잘 되는 털양말이, 그리고 여름철에는 젖어도 잘 마르는 나일론 양말이 적합하다.

또한 여성의 경우는 줄넘기 운동을 하기 전에 브래지어 및 헤어핀을 착용하는 것이 좋다. 특히 가슴이 큰 여성이나 결혼 후 자녀를 둔 주부들의 경우에는 더욱 필요하다. 만약 여성이 노 브래지어로 줄넘기 운동을 한다면 줄을 넘을 때마다 가슴이 출렁거려, 도약 시 손과 발의 리듬과 가슴의 리듬이 맞지 않아 주위 사람들에게 불쾌감을 주게 된다.

이처럼 여성에게 브래지어를 착용하라고 권하는 것은 줄넘기를 할 때 느끼는 불쾌감 때문이지, 결코 브래지어를 착용치 않고 운동을 하면 가슴이 흔들려 유방근육이 피해를 입게 되어 가슴이 축 늘어진다는 얘기는 아니다. 따라서 발육기의 여성들이나 가슴이 작은 여성들이라면 꼭 브래지어를 착용할 필요는 없다 하겠다.

이외에 마라톤 및 줄넘기 선수 같은 전문적 프로급 선수들은 장시간 줄넘기를 하다 보면 손에 땀이 차 줄넘기 파지대가 미끄럽게 되기 때문에 이를 방지하기 위해 사전에 장갑을 낀다든지, 흐르는 땀방울이 눈 속으로 들어가 고통스럽기 때문에 이마에 밴드를 두르는 등, 운동 경험을 통해 운동 중 나타나는 고통과 불편한 점을 사전에 보완해 나가야 한다.

나. 준비운동을 철저히 하라.

운동준비물이 완전히 갖추어졌으면 계획표대로 주운동에 들어가기에 앞서 반드시 몸의 근육과 마음을 풀어줄 수 있는 준비운동을 철저히 하여야 한다. 준비운동은 주운동에 대한 자신의 신체적 적응도를 높이며 운동의 질적·양적 효과 증대를 꾀한다.

그러나 흔히들 준비운동을 등한시 하려는 경향이 있어 운동 후 유증이 자주 생기고 있다. 의학적 측면에서 고찰해 보더라도 아무리 건강한 사람이라 할지라도 사전에 충분한 준비운동 없이 바로 주운동으로 들어가면 심전도에 이상이 나타난다. 다시 말해 갑자기 격렬한 운동을 하면 심장의 심근에 흘러 들어가는 관상동맥이 미처 팽창하지 못한 채 혈액이 한꺼번에 흘러 들어가 심장의 고동이 갑자기 가속되어 심장마비를 일으킬 수도 있고, 때로는 고혈압의 원인이 되기도 한다.

준비운동의 시간은 주운동 시간의 1/4~1/5 정도 할애하는 것이 적절하다. 예를 들면 1시간의 주운동을 한다면 10~15분 정도의 준비운동 시간을 가져야 한다. 비록 10분 정도 하는 짧은 준비운동이라 할지라도 심장의 뛰는 속도를 높이며, 경직되고 긴장된 근육을 풀어주는데 충분한 시간이다.

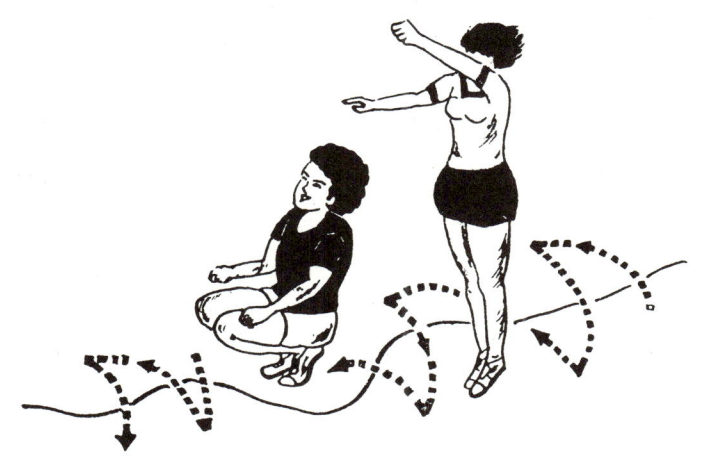

　원래 줄넘기 주운동 전의 준비운동은 근육의 수축력을 높이는데 역점을 두어 자기 나름대로의 체조 등을 실시해 나가는 것이 좋다.

(2) 주운동 시

　충분한 준비운동으로 신체 각 골절 및 근육을 부드럽게 풀었으면 이제는 주운동으로 들어간다. 이 때 줄넘기 주운동은 반드시 땀을 흘릴 정도로 격렬하게 운동을 해야만 그 효과가 나타나며, 실시자의 줄넘기 체력 및 기술의 개인차에 따라 운동시간 및 운동의 질과 양은 조정되어질 수 있다. 보통 초보자 및 중급자는 최저 20분에서 최고 40~50분 정도가 가장 적당한 운동시간이다.

　주운동은 운동에 임하는 정신적 자세나 실시방법 등에 따라 운동효과는 각양각색으로 나타난다. 따라서 본연의 주운동 목표인 체력과 정신력 강화를 꾀하기 위해서는 다음과 같은 제반 줄넘기 유의점을 염두에 두어야 한다.

가. 줄넘기 자세

 모든 운동이 그러하듯 줄넘기 운동은 도약과 돌림의 자세가 이상적으로 몸에 습득되어져야 만이 현격한 운동의 향상을 꾀할 수 있다. 줄넘기의 이상적 자세는 특별한 제원칙이 있는 것이 아니라, 자신이 편한대로 아주 자연스럽게 넘고 돌리면 된다. 사람은 저마다 다른 천태만상의 신체조건과 신경조직 등 각 개인의 선천적 개인차가 있기 때문에, 줄넘기 자세의 한 이상패턴은 제시할 수 있을지 언정, "이것이 줄넘기 자세의 정도(正道)다"라고 규격화시키고 그 추종과 모방을 강요할 수는 없다. 다시 말해 줄넘기 자세는 자신의 신체 구조를 최대한 활용해 그에 합당한 도약과 돌림법을 선택할 때 가장 이상적이고 완벽한 것이다. 여기서 완벽한 상태란 소위 줄돌림이 자신과의 도약 속에 물 흐르듯 느껴지는 상태를 말한다.

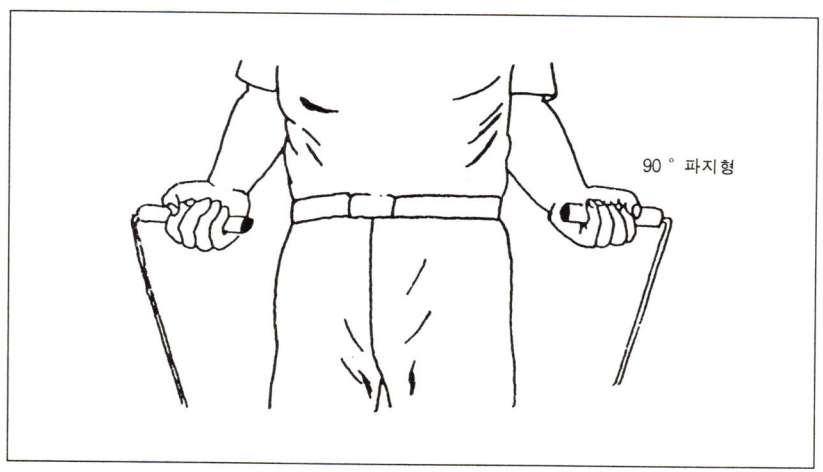

그러면 일반적인 줄넘기 자세 유의점은 무엇인가 살펴보기로 한다.
① 몸을 똑바로 펴고, 머리는 자연스럽게 앞을 바라보고 한다.
② 시선은 정면을 향한다.
③ 팔은 힘을 빼고 자연스럽게 하며 줄 돌릴 때는 되도록 손목의 힘으로만 돌리도록 한다. 이 때 파지대를 너무 꼭 움켜잡으면 팔과 손목 근육이 쉬 피로해지며 긴장하게 되기 때문에, 신체 한 부분의 긴장은 다른 부분에까지 파급되어 곧 몸 전체에 긴장을 유발하게 되므로, 파지대는 되도록 가볍게 잡고 경쾌하게 돌리면 된다.

나. 줄넘기 호흡

신체가 지속적인 운동을 행하기 위해서는 끊임없는 호흡작용이 이루어져야 한다. 신체는 운동함에 따라 체온이 상승하고 활발하게 움직이는 근육은 더 많은 신선한 산소를 필요로 하게 된다. 이 필요의 충족을 위해 혈관은 팽창되고 심장과 허파는 점점 더 활발히 고동치고 움직이게 된다. 따라서 우리 신체는 더 많은 신선한 산소를 들여 마시면 마실수록 더 효과적으로 활용하여 건강체를 이룰 수 있다.

우리의 호흡작용은 입과 코를 통해 대기 중에서 들여 마신 산소로 이루어지며, 허파는 이 산소를 혈액에 공급해 준다. 심장은 생명을 유지해 주는 산소가 풍부해진 피를 각 신체조직들로 펌프질해 보내고 거기서 피는 영양분과 결합되어 에너지를 만들어 낸다. 여기서 피는 이산화탄소와 다른 폐기물을 허파로 가져와서 대기 중으로 내뿜게 되면 들이쉬고 내뿜는 한 동작의 호흡작용이 일단락되게 된다.

우리는 여기서 이렇게 막중한 역할을 하는 호흡작용을 운동시

어떻게 잘 조절해 나갈 것이냐 하는 문제에 봉착하지 않을 수 없게 된다. 줄넘기는 상당히 힘든 전신운동이므로 운동 중 많은 양의 산소를 요구하게 되어 자연히 호흡은 거칠어지고 이를 원만히 조절하지 못하면 운동에 제동이 걸리게 된다.

줄넘기 운동시 유의하여야 할 줄넘기 호흡 제원칙은 다음과 같다.

① 호흡은 자연스럽게 한다.

이는 호흡시 내쉬고 들여 마시는 것을 억지로 의식하지 말고 하라는 것이다. 혹자는 호흡시 다리의 도약박자에 맞추어 내쉬고 들이키는 연결호흡식이나 도약숫자를 세어가며 하는 산식호흡식 등 제나름대로 여러 가지 호흡법을 실시하는데, 이는 운동진보라는 장기적 안목에서 볼 때 지양해야 될 요소이다. 호흡은 인간의 생명이 살아 있는 한 수면을 취할 때 자연스럽게 무의식 속에서 행해지는 원리처럼 운동시에도 똑같이 이 "수면 호흡법"을 도입해 실시하면 아주 자연스러운 이상적 호흡을 할 수 있게 된다.

② 천천히 넘을 때는 코로만 호흡을 한다.

격렬한 도약을 하기에 앞서 운동 발동을 걸기 위해 넘는 거북이 도약은 코만의 호흡작용으로도 충분하며, 적정량의 산소 유입으로 신체내의 각 기관에 안정감을 주게 된다.

휴식관계도 격렬한 주운동의 한 동작마다 잠깐씩 숨을 돌리며 휴식을 취해 계속되는 다음 동작의 운동효과를 높일 수 있다. 또한 운동 중 수분 섭취의 면에 있어서도 특히 날씨가 덥거나 장시간 줄넘기 도약을 할 때 사전에 염분이나 수분을 섭취했다 하더라도 운동 중 고갈되어 갈증을 느낄 때가 있다. 과거 운동학적 관점에서는 운동 도중 수분을 섭취하는 것은 선수 몸에 해롭다고 금지되어 왔는데, 오늘날 현대 의학에서는 이 주장에 반박을 펴고 있다. 즉 선수자신이 필요하다고 생각되는 수분은 충족시켜 주어야만 운동의 심리적 측면이나 신체적 활동면에서도 만족감을 얻어 좋은 운동 결과를 나타낸다는 것이다. 단, 수분 섭취시 다량의 물을 한꺼번에 마시는 것보다 조금씩 소량의 수분을 자주 마시는 편이 신체활동에 부담감을 주지 않는다는 점을 알아야 한다.

 이처럼 줄넘기 도약에서도 과다한 땀을 흘릴 경우 갈증이 심하게 느껴진다. 이 때 무작정 참거나 운동을 그냥 중단치 말고, 적정한 수분을 섭취한 후 다시 계속해서 예정된 시간까지 완전히 도약하여야 한다.

 이와 같이 여러 주운동시 주의점은 자신에게 부여된 운동환경이나 시설, 기타 운동계획의 제반 요소에 따라 생성됨을 감지하고, 그 보완 및 개선점은 과감히 행동으로 옮겨 나가야 한다.

(3) 운동 후

 줄넘기의 주운동이 완전 끝난 후 유의해야 할 점은 반드시 정리운동을 하여야 한다는 점이다. 시작이 있으면 마무리가 있듯이, 줄넘기 운동은 이 마무리 단계가 좋아야 그날 운동의 보람을 느끼고 다음날 운동을 또 기다리게 된다.

 정리운동은 준비운동의 반복에 불과하며, 그 운동목적은 무엇보다 신체를 줄넘기 운동전의 상태로 되돌아가게 하는데 있다. 따라서 가벼운 체조와 숨쉬기 운동으로 손과 발에 쏠렸던 피를 다시 심장으로 흘러 들어가게 하고, 근육의 경직을 막으며, 안정된 마음가짐을 취함으로써 심장의 고동을 느리게 하여 다시 정상적인 상태로 뛰게 하는데 있다.

 운동 후의 주의점은 여러 관점에서 다음과 같이 생각해 볼 수 있다.

가. 줄넘기 및 맨손체조로 10분 정도의 정리운동을 한다.

정리운동은 경직된 근육과 관절을 이완시켜 주며 몸의 굴절 및 유연도 탄력성을 높인다. 따라서 정리운동을 해 두어야만 다음날 운동시 신체의 경직감을 느끼지 않는다.

나. 몸을 반드시 씻는다.

운동 후 신체는 열이 높게 나고 피부는 땀으로 얼룩져 있기 때문에 이를 식히고 씻어내지 않으면 신체는 물론 정신적으로도 상당히 불결함을 느끼게 된다. 따라서 운동 후 반드시 목욕을 하여야 하며 이때 냉·온수 목욕을 번갈아 하는 것이 좋다. 온수욕은 순환기 계통의 혈액순환과 신진대사를 촉진시켜 주고, 냉수욕은 신체근력의 수축 및 심장의 박동을 진정시켜 안정된 마음가짐으로 다시 정상적 생활에 임할 수 있게끔 해 준다.

다. 운동 결과에 대해서 반드시 분석 평가를 한다.

그날 운동 결과를 반드시 그래프(도표 참조)나 기록노우트에 체크해 나가 도약회수나 지속시간 등을 전날의 것과 비교·검토함으로써 자신이 행하는 운동계획표가 무리하지 않은가 혹은 자신의 운동 진보가 어느 정도 이루어졌는가를 한눈에 알아 볼 수 있으며, 새로운 운동계획표 작성시 좋은 참고자료가 된다. "오직 반성하고 생각하는 자 만이 운동의 진보를 꾀할 수 있다"는 말은 진리 중의 진리이다.

연령대별 줄넘기 운동 프로그램

30미만을 위한 줄넘기 운동프로그램

주	운동시간 (분)	분당 줄넘기횟수	운동빈도 (주당회수)
1	10 : 00	70~90	3
2	10 : 00	70~90	3
3	10 : 00	70~90	3
4	15 : 00	70~90	3
5	15 : 00	70~90	3
6	15 : 00	70~90	3
7	7 : 30	90~110	4
8	7 : 30	90~110	4
9	10 : 00	90~110	4
10	10 : 00	90~110	4
11	12 : 30	90~110	4
12	15 : 00	90~110	4

1~6주까지는 주어진 시간 동안 주어진 속도로 줄넘기를 하되, 자주 휴식을 취해도 무방하지만, 가능한 한 쉬지 않도록 한다.

30~49세를 위한 줄넘기 운동프로그램

주	운동시간 (분)	분당 줄넘기횟수	운동빈도 (주당회수)
1	7 : 30	70~90	3
2	10 : 00	70~90	3
3	10 : 00	70~90	3
4	12 : 30	70~90	3
5	12 : 30	70~90	3
6	15 : 00	70~90	3
7	5 : 00	90~110	4
8	7 : 30	90~110	4
9	7 : 30	90~110	4
10	10 : 00	90~110	4
11	10 : 30	90~110	5
12	12 : 30	90~110	5
13	12 : 30	90~110	5
14	15 : 00	90~110	5

50~59세를 위한 줄넘기 운동 프로그램

주	운동시간 (분)	분당 줄넘기횟수	운동빈도 (주당회수)
1	5 : 00	70~90	3
2	7 : 30	70~90	3
3	10 : 00	70~90	3
4	10 : 00	70~90	3
5	12 : 30	70~90	3
6	12 : 30	70~90	3
7	5 : 00	70~90	4
8	5 : 00	70~90	5
9	7 : 30	70~90	4
10	7 : 30	70~90	5
11	10 : 00	70~90	4
12	10 : 00	70~90	5
13	12 : 30	70~90	5
14	12 : 30	70~90	5
15	15 : 00	70~90	5
16	15 : 00	90~110	5

제2부 실기편

1. 줄넘기 운동에 관한 예비지식
2. 줄넘기 운동의 기본동작 및 응용
3. 줄넘기 트레이닝의 방법 및 효과

1. 줄넘기 운동에 관한 예비지식

1) 줄넘기 할 때의 유의사항

(1) 언제나 바른 자세를 유지해야 한다. 바른 자세라야 운동의 효과를 올릴 수 있다.
(2) 반드시 뛰기 방법에 알맞은 줄을 선택해야 그 기능을 최대로 발휘할 수 있게 된다.
(3) 운동시작 전과 후에는 반드시 준비운동(국민체조 등)을 하고, 운동이 다 끝난 뒤에는 땀을 손수건으로 잘 닦아야 한다. 이 때에 건포마찰이나 냉수마찰을 하면 더욱 더 효과적이다.
(4) 운동하는 도중에 적당한 휴식을 취하고 과로하지 않도록 해야 한다. 매회 3분 정도 뛰고 1분 정도는 쉬는 것이 적당하다.
(5) 줄넘기용 음곡이나 동요, 국민가요 등에 맞추어 리듬을 즐기면서 뛰면 더욱 효과적이다.

2) 줄넘기 운동의 올바른 방법

(1) 발끝으로 뛰지 말고 발가락 부근의 봉긋한 살, 즉 발볼로 뛰어야 한다.
(2) 어깨를 돌리지 말고 손목으로 줄을 돌려야 더욱 효과적이다. 서두르지 말고 천천히 줄을 돌린다.
(3) 줄을 돌릴 때는 정면에서 보아 팔과 다리가 좌우 대칭이 되도록 하고, 무릎은 가볍게 구부리고 시선은 정면으로 향하며 등 근

육이 휘지 않게 한다.

　(4) 줄의 형태가 무너지지 않고 자연스럽게 원을 그리도록 돌리되 줄의 중앙 부분이 폭넓게 지면을 때리지 않도록 주의해야 한다.

　(5) 필요없이 너무 높게 점프하지 말고 5㎝ 이하의 높이로 뛰는 것이 좋다. 두 단 뛰기 등 기교를 부리는 데 너무 신경을 쓰지 않는다.

　(6) 줄넘기 도중에 발을 삐는 경우가 허다하므로 사전에 준비 운동과 정리운동을 확실히 하도록 한다. 특히 발목과 무릎 부분의 스트레칭을 좀 더 많이 해 준다.

　먼저 어깨의 힘을 빼고 시선은 정면을 향한다.

　양 팔꿈치는 겨드랑이에 붙이고 손잡이의 위치는 허리의 위치에 둔다. 리드미컬한 무릎의 탄력을 이용하여 손목으로 가볍게 돌린다. 자세는 몸을 앞으로 약간 기울여 조깅할 때의 자세를 취한다.

　너무 높이 뛰지 말고, 반드시 발의 앞부분으로 착지한다.

　손잡이는 되도록 뒷부분을 가볍게 잡고 줄넘기의 위 부분을 엄지손가락으로 살짝 누르고 돌리면 줄의 회전력이 커져 훨씬 잘 돌아간다.

3) 줄넘기 할 때의 자세

　(1) 시선은 앞을 향한다.
　(2) 고개는 들지도 숙이지도 않고 자연스럽게 앞으로 향한다.
　(3) 턱은 약간 숙이고 한다.
　(4) 팔꿈치는 동체에 붙인다.
　(5) 손목만 돌린다.
　(6) 무릎은 펴고 발끝은 지면을 향하게 한다.

(7) 전체적으로 율동미가 있어야 한다.
(8) 한 번 뛰어 두 번 넘을 때는 무릎을 펴고 히프를 내밀지 않는다.

4) 줄넘기 용구의 선택

줄넘기 운동은 무엇보다도 리듬, 밸런스, 타이밍 운동이기 때문에 줄넘기의 선택에도 관심을 가져야 한다. 우리가 보통 1회선 1도약의 줄넘기를 가볍게 할 때에는 큰 차이가 없어 보이나 오래 뛰기라든지 다회선 뛰기와 같은 차원 높은 뛰기를 할 때는 줄의 길이나 줄의 굵기 등에 상당한 영향을 받으며 특히 기록을 요하는 경우라면 줄넘기의 특성을 효율적으로 발휘할 수 있는 더욱 좋은 조건의 줄을 고르는 것이 중요하다.

(1) 줄의 길이

줄의 길이는 각각의 뛰기 방법이나 뛰는 사람의 숙달도, 자세, 습관 등에 따라 달라질 수 있겠으나 모든 뛰기 동작에 있어 가장 알맞은 줄의 길이를 안다는 것은 기능 습득을 위해서 매우 중요하다. 줄이 너무 길면 팔 전체를 이용하여 돌리게 되므로 자세가 불안정해지고 쉽고 너무 짧으면 발이나 머리에 걸려 잘 돌릴 수가 없다. 그러므로 초보자는 줄의 중앙을 한 발로 밟았을 때 양쪽 줄 끝의 길이가 명치 정도면 알맞고 점차 숙달될수록 조금씩 줄여 나가는 것이 좋다.

※ 뛰기의 이상적인 줄의 길이
① 허리부분: 오래 뛰기, 2단 뛰기, 3단 뛰기 등 다회선 뛰기

② 명치부분: 되돌려 뛰기, 엇걸어 뛰기, 엇걸어 풀어 뛰기 등
③ 겨드랑이부분: 템포가 느린 1회선 2도약 뛰기, 2인 뛰기, 3인 뛰기 등의 복수 줄넘기

(2) 손잡이 길이

줄넘기 손잡이의 길이는 길수록 줄의 회전력이 커서 빨리 돌아가므로 특히 초보자나 어린이들은 손잡이가 길어야 배우기 쉽다. 손잡이의 끝부분을 잡았을 때 앞부분에 5cm 정도의 길이가 있어야 돌리기 쉽고 짧으면 되돌려 뛰거나 엇걸어 뛰기에서는 손잡이 끝이 몸에서 가까우므로 돌리기 어렵다. 손잡이 길이는 최저 15~21cm 정도가 이상적이다.
• INF국제 줄넘기 경기연맹의 지정 규격은 21cm이다.

(3) 손잡이 굵기

① 손잡이의 굵기는 유아 및 초등학교 저학년은 18~20mm, 고학년은 20~22mm, 중고생 및 일반은 22~25mm 정도가 쓰기 좋다.
② 음악 줄넘기를 할 때는 손잡이 2개가 한 손에 가볍게 잡혀야 여러 가지 동작을 취하는데 용이하다.

2. 줄넘기 운동의 기본동작 및 응용

줄넘기 운동은 발과 팔의 조합적인 동작으로 이루어졌기 때문에 그 종류가 매우 다양하나 우리나라에서는 몇 종목의 짧은 줄넘기만이 알려져 행하여지고 있는 실정이다. 그러나 줄넘기 운동을 보다 더 흥미롭고 효과적으로 하기 위하여는 다양하고 창의적인 줄넘기 종목의 인식이 필요하다 하겠다. 이에 누구나 쉽게 해 볼 수 있는 줄넘기의 기본동작에 이어 이를 응용한 여러 줄넘기의 종류를 소개하여 보고자 한다. 기본동작에 약간의 연습을 더 기울인다면 모두가 다 가능한 동작들이므로 쉽게 숙달될 수 있으리라고 본다.

1) 짧은 줄넘기

① 줄넘기 운동의 지도는 개인의 학습능력에 따라 적기에 지도하는 것이 좋으며 줄넘기 종목의 대부분은 학습능력이 높은 초등학교에서 거의 습득할 수 있으므로 1학년에서부터 체계적인 지도를 한다.
② 줄넘기 운동에는 1인 뛰기, 2인 뛰기, 3인 뛰기, 복수 줄넘기, 단체 줄넘기, 더블터치 등 많은 종류가 있고, 또한 각각 난이도를 달리하고 있으므로 유사한 동작은 함께 지도하고 쉬운 동작에서 어려운 동작으로 점차 단계적으로 지도한다.
③ 줄넘기 운동은 같은 시간에 똑같이 지도를 하여도 개인차가 심하므로 개인별 지도 목표를 세우고 달성할 수 있는 가능한 범위 내에서 지도한다.

④ 줄넘기 운동의 지도는 리더를 양성하여 리더를 중심으로 한 소집단의 협동학습이 효과적이다.

※ 줄넘기 운동은 개인별 학습차로 인한 운동습득이 늦은 사람에게는 가급적 열등의식을 갖지 않도록 의욕과 용기를 북돋아 주어야 하며, 운동량이 많은 운동이기 때문에 특히 과로해 빠지지 않도록 지도해야 한다.

(1) 누구나 쉽게 할 수 있는 기본동작들

가. 줄넘기 기본동작 방법(1)

1-1. 양발모아뛰기(1회선 1도약)
- 양발을 모아 동시에 뛴다.
- 바로 앞을 보고 뛴다.
- 줄 한 번 돌려 한 번씩 뛴다.
- 양팔은 너무 벌리지 않는다.

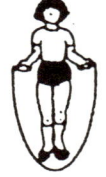
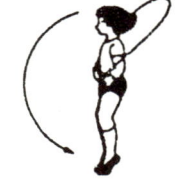

1-2. 양발모아뛰기(1회선 2도약)
- 줄 한 번 돌려 두 번씩 뛴다.
- 유아, 초등 저학년 등 초보자가 많이 한다.
- 팔을 크게 돌려서 뛴다.
- 크게 뛸 수 있으므로 체력 조성용으로 알맞다

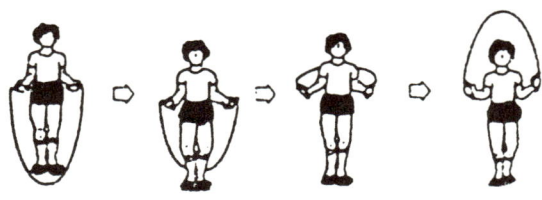

2. 제자리 구보로 뛰기
- 제자리에서 조깅하는 것처럼 가볍게 뛴다.
- 처음에는 줄을 쓰지 않고 조깅하는 것처럼 뛰다가 그 자세 그대로 줄을 넘는다.

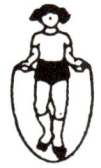 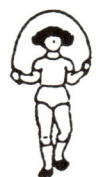

3. 좌우로 벌렸다 붙여뛰기
- 1로 점프하면서 양발을 벌려 줄을 넘고, 2로 발을 붙이면서 줄을 넘는다.
- 줄이 머리 위를 돌고 있는 사이에 발을 벌리고 발밑에 왔을 때 발을 붙여서 줄을 뛰어 넘는다.

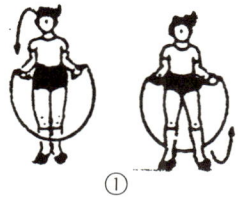 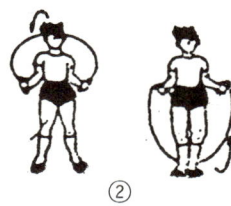

4. 앞뒤로 벌렸다 붙여뛰기
- 1로 점프하면서 앞 뒤로 벌려 줄을 넘고, 2로 발을 붙이면서 줄을 넘는다.

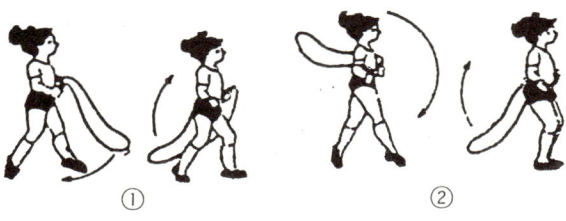

- 발을 너무 크게 벌리지 않도록
- 바위가위 뛰기라고도 부른다.

5. 가위바위보뛰기
- 처음에 바위가위 뛰기를 하고, 다음에 바위보 뛰기를 한다.
- 줄을 뛰어넘은 직후에 발을 벌리고 줄이 앞에 돌아오면 발을 붙이고 뛰어 넘는다.

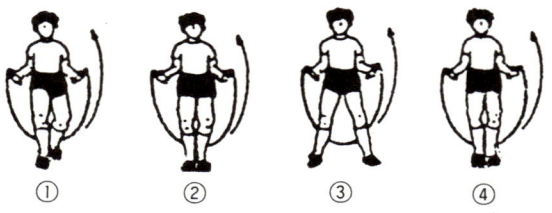

6. 넓적다리 들어뛰기
- 무릎을 굽혀 넓적다리를 높이 들어 뛴다. 발끝은 아래로 향하도록 한다.
- 무릎은 90°정도 굽히면 아름답다.
- 네 번씩 뛰고 발을 바꾸는 것이 좋다.
- 넓적다리 들어 두 번씩 뛰기도 있다.

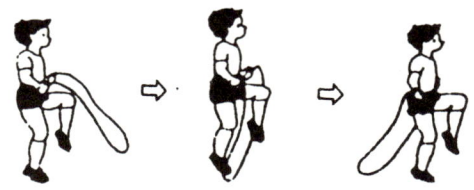

7. 2박자 넓적다리 들어뛰기
- 넓적다리 뛰기를 2박자로 뛴다. 곧 1로 뛰고, 2로 내린다.

• 넓적다리는 수평이 되도록 올리면 아름답다.

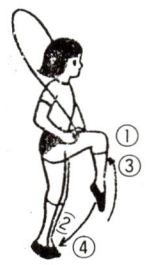

8. 번갈아 2박자뛰기
• 왼발로 두 번 오른발로 두 번씩 번갈아 줄을 넘는다.
• 제자리에서 가볍게 뛰는 방법과 좌우로 이동하면서 뛰는 방법이 있다.
• 장시간 뛰는데 가장 적합하다.

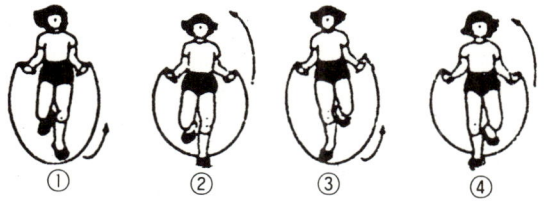

9. 앞뒤로 번갈아 2박자뛰기
• 왼발은 앞, 오른발은 뒤로 옮기면서 번갈아 두 번씩 뛴다.
• 뛰지 않는 발은 뒤로 굽힌다.
• 발을 너무 벌리면 몸의 밸런스가 깨지기 쉬우니 주의를 요한다.

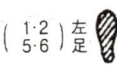

10. 十자 2박자뛰기
- 앞의 번갈아(좌우)2박자 뛰기와 앞뒤로 2박자뛰기를 짝지은 뛰기이다.
- 몸이 흔들리지 않도록 뛴다.

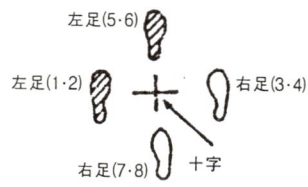

11. 앞으로 흔들어뛰기
- 왼발로 두 번 뛰는 사이에 오른발을 1로 뒤로 번쩍들고, 2로 앞에 흔들어 낸다.
- 뒤에 든 다리는 깊이 굽혔다가 놓아준다.
- 발끝은 지면을 향하도록하면 아름답다.

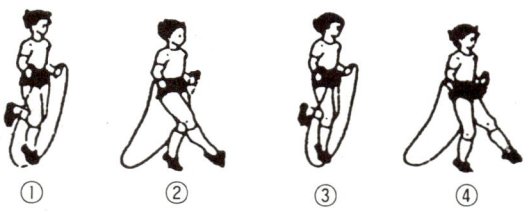

12. 앞으로 흔들어내어뛰기
- 1로 발을 뒤에 번쩍 들었다가 2로 발끝을 마루에 붙이는 것처럼 낸다.
- 발끝은 많이 내지 말고 떨어뜨리는 것처럼 붙인다.
- 두 번씩 뛰기도 있다.
- 장시간 뛰는데 가장 적합한 뛰기이다.

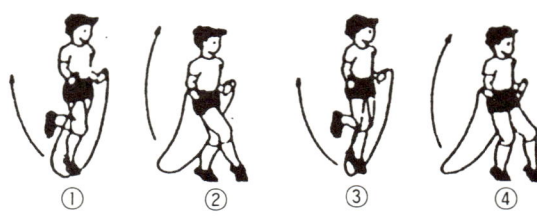

13. 옆으로 흔들어뛰기

- 좌우의 발을 옆으로 흔들면서 줄을 넘는다.
  오른발로 줄을 뗄 때는 왼발을 흔들고 붙일 때는 오른발을 튕기는 것처럼 흔든다.
- 다리의 힘을 빼고, 다리의 연습부터 충분히 하고, 너무 크게 흔들지 않도록 한다.

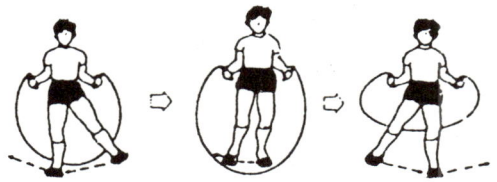

14. 옆에 내어뛰기

- 1로 오른발을 옆에 내고 2로 양발을 모은다. 3,4는 왼발로 한다.
- 두 번씩 옆에 내어 뛰기도 한다.
- 처음에는 두 번씩 옆에 내어뛰기부터 연습하면 잘 된다.

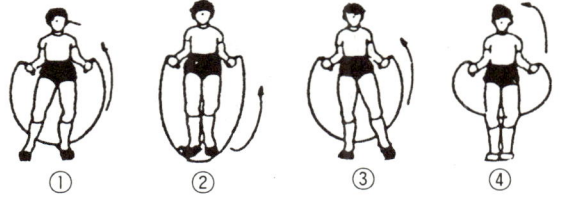

15. 앞에 내어 두 번씩뛰기

- 발을 두 번씩 앞에 내어 뛰고 발을 바꾸는 뛰기이다.
- 리드미컬한 뛰기이다.

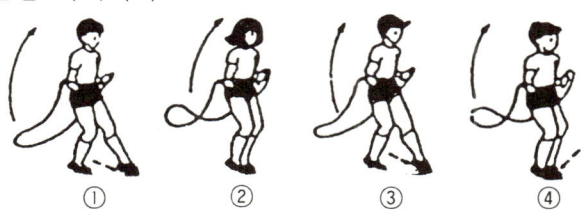

16. 엇걸었다 풀어뛰기

- 팔을 엇걸어서 한 번 뛰고, 팔을 풀고 한 번 뛴다.
- 처음에는 깊이 엇걸어서 뛰게 되나 숙달되어 손목으로 돌리게 되면 잘 된다.
- 두손 높이를 같게 해야 한다.

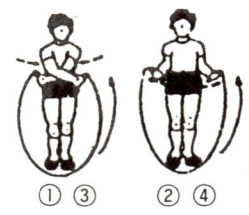

17. 4박자 엇걸었다 풀어뛰기

- 1로 엇걸어 한 번 뛰고, 2,3,4로 제자리구보로 뛰기를 세 번 한다.
- 팔은 팔꿈치 아래서 엇걸도록 한다.
- 1박자째에 액센트를 붙여 뛰면 리드미컬하여 음악줄넘기에 많이 쓰인다.

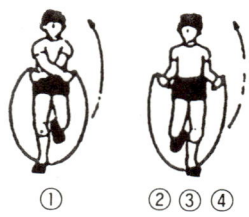

18. 엇걸어 뛰기

- 두팔을 엇걸은 채로 줄을 넘는다.
- 양발로 뛰기, 구보로 뛰기 등으로 한다.
- 등을 펴고 자세가 너무 앞에 기울지 않도록 주의를 요한다.
- 줄은 좀 길게 쓴다.

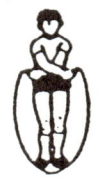 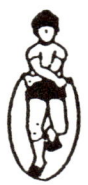

19. 4박자 엇걸어 뛰기

- 1,2로 엇걸어뛰기를 두 번 넘고, 3,4로 제자리구보로 뛰기를 두 번 넘는다.
- 1,2박자에 액센트를 붙이면 리드미컬하게 뛸 수 있다.
- 음악줄넘기에 많이 쓰이는 뛰기이다.

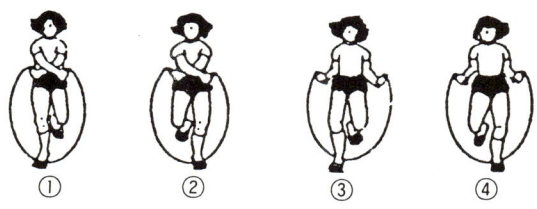

20-1. 8자 돌리기

- 줄을 몸앞에서 8자를 그리는 것처럼 좌우로 헛돌린다.
- 무릎을 약간씩 굽혀 리듬을 취한다.
- 휴식용으로 또는 뛰기 시작할 때 많이 쓰인다.

ㄱ)

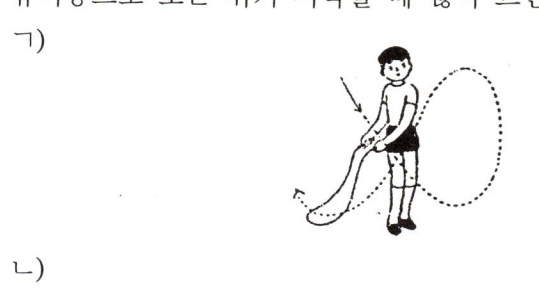

ㄴ)

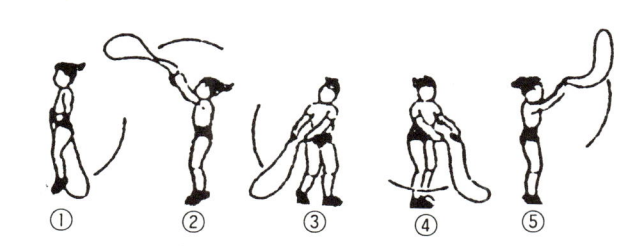

- 앞돌리기를 뒤돌리기로 줄을 편다음 돌아오는 줄을 뛰지 않고 옆을 헛돌려서 몸을 190°로 돌려서 줄의 방향을 바꾼다.

ㄷ)

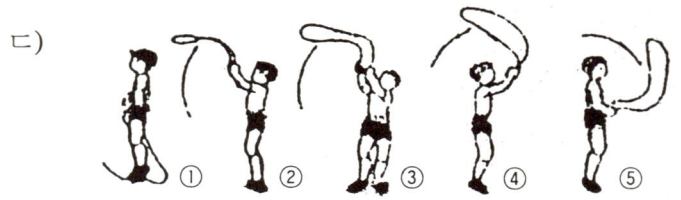

• 뒤 돌리기를 앞돌리기로 줄의 회전력을 이용, 줄 끝따라 가는 것처럼 몸을 돌리는 것이 요령이다.

20-2. 8자 돌리기에서 되돌려뛰기 시작

• 8자돌리기로 4호간, 왼쪽 되돌려뛰기를 4호간으로 앞으로 돌려뛰기 시작한다.
• 가장 이상적인 뛰기 시작이다.
• 초보적인 뛰기시작은 8자돌리기를 하다가 줄을 뒤로 돌려 뛰기 자세로 한다.

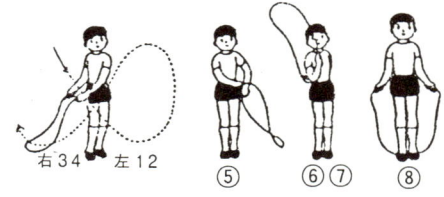

21. 제자리 되돌려뛰기

• 줄을 넘지 않는 줄돌리기이다.
• 줄이 몸앞까지 왔을 때 오른손을 왼쪽에 돌리고, 왼손은 몸뒤 오른쪽으로 돌려서 줄이 오른쪽 마루를 두둘기도록 한다.
• 다음에 오른손을 얼굴을 닦는 것처럼 움직여, 오른쪽으로 되돌리고, 왼손도 되돌린다.(1,2) 3,4는 반대의 동작이다.

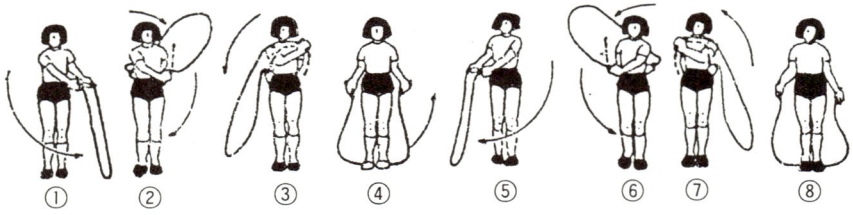

나. 줄넘기 기본동작 방법(2)

1. 외발로뛰기
- 외발로 뛰어 줄을 넘는다.
- 네 번씩 뛰고, 발을 바꾸는 것이 좋다.
- 음악줄넘기에서는 지그재그로 전진(斜行)할 때 쓰인다.

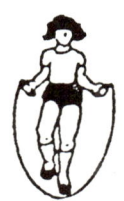

2. 외발앞에 내어뛰기
- 한쪽발을 앞에 내고 앞에 낸 발부터 타넘는 것처럼 줄을 넘는다.
- 유아들이 구보로 뛰기를 하면서 뛰는 가장 초보적인 뛰기 이다.

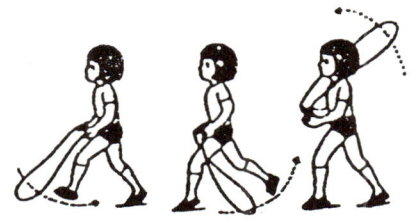

3. 앞뒤로 발벌려뛰기
- 양발을 앞뒤로 벌린 채 뛴다.
- 한 번 뛰고 발을 바꾸면서 뛴다.
- 두 번씩 뛰고 발을 바꾸는 2박자 앞뒤로 발벌려뛰기도 있다.

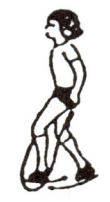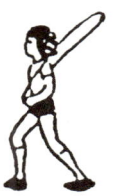

4. 스킵뛰기(이동뛰기)
- 스킵으로 달리면서 줄을 넘는다.
- 스킵으로 발을 두 번째로 디디기 전에 줄을 발밑으로 통과시키면 걸리지 않는다.

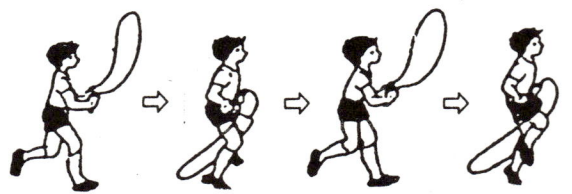

5. 발로 두드리기 뛰기
- 좌우발을 벌린 상태에서 점프를 하고 공중에서 발을 두드리고 벌리면서 착지한다.
- 너무 높이 뛰지 말고, 발바닥을 합치는 느낌으로 두들긴다.

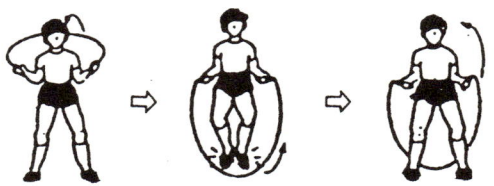

6. 발엇걸어뛰기
- 왼발 앞에 오른발을 내어 엇걸은 채 뛴다.
- 앞에 낸 발은 발끝으로 디딘다.
- 뛴 직후 곧 발을 교대하는 발엇걸어 번갈아 뛰기도 있다.

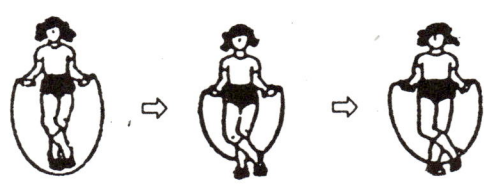

7. 넓적다리 들어 두 번씩 뛰기
- 무릎을 굽혀 넓적다리를 높이 들어 뛴다. 발끝은 아래로 향하도록 한다.
- 무릎은 90°정도 굽히면 아름답다.
- 넓적다리들어 두 번씩 뛰기도 있다.

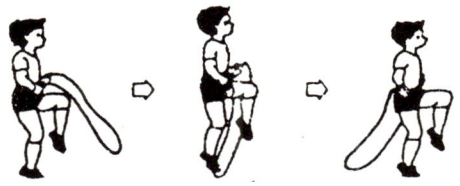

8. 무릎펴뛰기
- 무릎을 앞에 편 채로 왼발로 뛴다.
- 러시아 댄스풍의 뛰기이다.
- 펴낸 발에 줄을 걸지 않도록 한다.
- 두 번씩 뛰고, 발을 바꾸는 2박자 무릎펴 뛰기도 있다.

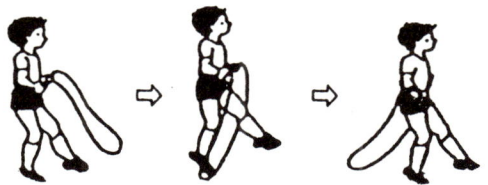

9. 옆으로 떨쳐 뛰기
- 줄을 한 번 옆으로 헛돌려서 그대로 넘는다.
- 왼쪽떨쳐뛰기와 오른쪽떨쳐뛰기가 있다.
- 옆으로 떨쳐 엇걸어뛰기(10번)를 줄여서 말하는 경우도 많다.

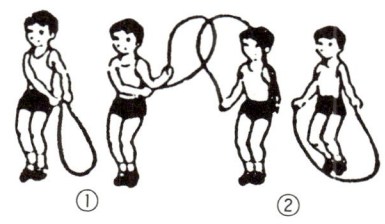

10. 옆으로떨쳐(엇걸어)뛰기
- 줄을 한 번 왼쪽으로 헛돌려서 몸 앞에서 엇걸어서 넘는다. 1,2의 리듬으로 뛴다.
- 숙달되면 구보로 뛰기로 하면 리드미컬하다.

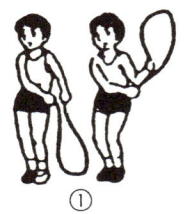 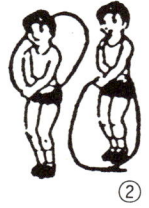 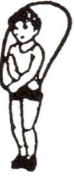

11. 앞으로 흔들어 넓적다리들어뛰기
- 오른발로 네 번 줄을 넘는 사이에 왼발을 앞으로 흔들어 발끝을 붙였다가 넓적다리를 허리 높이로 들었다가 내린다.
- 발을 흔들어 냈을 때와 넓적다리를 들었을 때는 발끝을 아래로 곧게 펴야 아름답다.

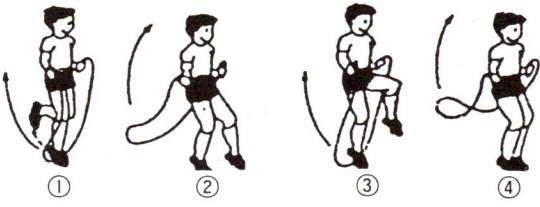

12. 앞으로 흔들어 옆에 내어뛰기
- 왼발로 네 번 줄을 넘는 사이에 오른발은 1로 뒤로 들고, 2로 흔들어내어 마루에 붙이고, 3으로 오른쪽 옆에 내었다가 4로 붙인다.
- 낸 발은 가볍게 마루에 대도록 한다.

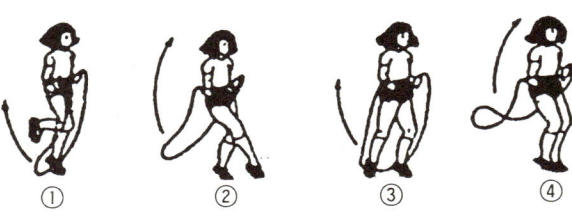

13. 앞으로 흔들어 굽혀뛰기
* 왼발로 네 번 줄을 넘는 사이에 앞으로 흔들어 내었던 발을 무릎을 굽혔다가 원 위치로 돌아간다.
* 발끝은 마루에 붙일 때나 무릎을 굽혔을 때 충분히 펴도록 한다.

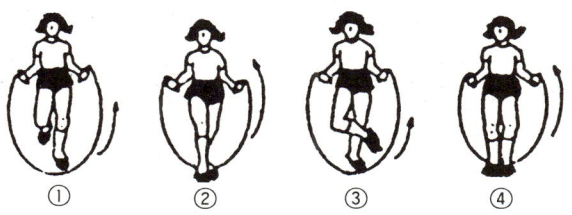

14. 앞으로 흔들어 뻗쳐 뛰기
* 오른발로 네 번 줄을 넘는 사이에 왼발을 흔들어내어 마루에 붙이고 3,4로 같은 위치에서 뻗친다.
* 첫박자가 늦지 않도록 한다.

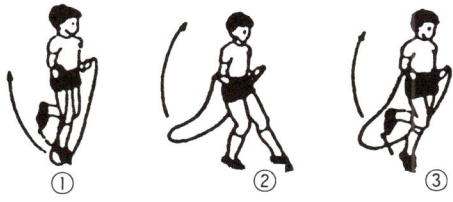

15. 앞으로 흔들어 90° 뻗쳐뛰기
* 14번과 같은 동작인데 3,4에서 왼발을 90°로 뻗치고, 7,8에서 오른발을 90°로 뻗친다.
* 균형을 잃기 쉬우므로 복근이나 몸의 유연성이 요구된다.

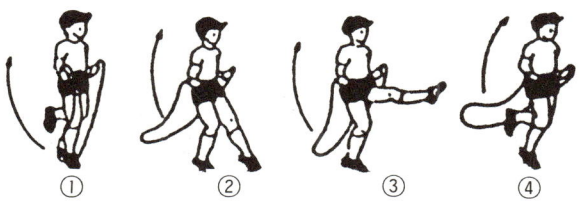

16. 마임마임뛰기
- 왼발로 줄을 네 번 넘는 사이에 오른발은 1로 옆에 내고, 2로 왼쪽발 앞에 엇걸고, 3으로 1과 같이하고 4로 원위치에 돌아간다.
- 크로스뛰기라고도 부른다.

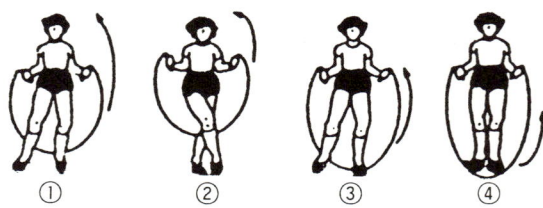

17. 3박자 좌우로 발옮겨뛰기
- 3박자의 리듬으로 뛴다.
- 1로 왼발은 왼쪽 옆에 디디고, 2로 오른발을 오른쪽 옆에 디디고, 3으로 왼발을 가운데를 디딘다.
- 처음에는 발 연습부터 하도록 한다.

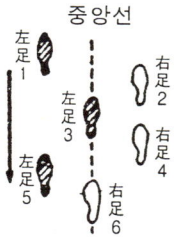

18. 3박자 앞뒤로 발옮겨뛰기
- 3박자의 리듬으로 뛴다.
- 1로 왼발을 앞에 디디고, 2로 오른발을 뒤에 디디고, 3으로 왼발을 가운데로 디딘다.
- 1,4에 액센트를 넣어서 뛰도록 한다.

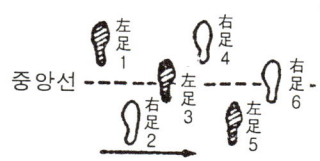

19. 되돌려 구보로 뛰기
- 제자리 구보를 하면서 손은 되돌리기를 한다.
- 이것이 잘되면 되돌려 옆흔들어 뛰기를 연습한다.

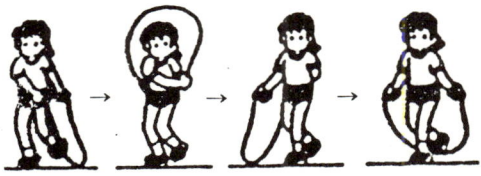

20. 되돌려 옆으로 흔들어뛰기
- 되돌려뛰기에서 줄이 오른쪽 마루를 두들기고 있을 때에 왼발을 왼쪽 옆으로 흔들어 올린다. 좌우 번갈아 뛴다.
- 가장 화려한 음악줄넘기이다.

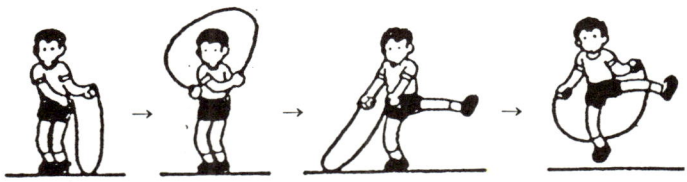

21. 손 번갈아 엇갈아뛰기
- 엇걸어 번갈아 한 번 뛰기라고도 부른다.
- 오른손을 위로하여 한 번 엇걸어 뛰고 곧 손을 바꿔서 왼손을 위로하여 뛴다.
- 처음에는 느린 리듬으로 연습한다.

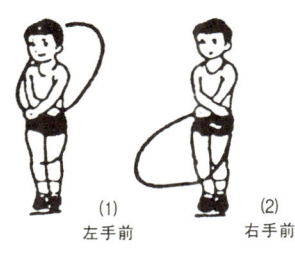

22. 바꿔잡고뛰기

- 한 번 뛸 때 마다 몸 앞에서 손잡이를 바꿔잡고 뛴다.
- 바꿔 잡는 위치는 눈앞이 좋다.
- 1회선 2도약이 뛰기 쉽다.

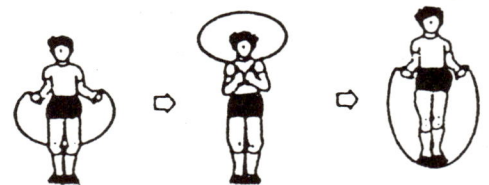

23. 8자 뛰기

- 한 번 뛸때마다 머리위에서 줄을 일순간에 8자를 그리면서 뛴다.
- 1회선 2도약으로 줄을 쳐다보면서 하면 잘 된다.

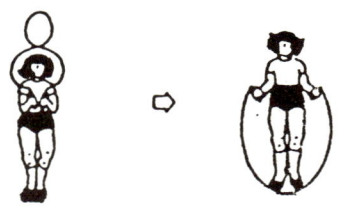

24. 앞뒤로 엇걸어 뛰기

- 한쪽손은 몸앞, 한쪽손은 몸뒤로 하여 줄을 측면으로부터 돌리는 뛰기이다.
- 몸뒤로 돌린 손은 바깥쪽으로 향하게 한다.
- 자세가 굽지 않도록 등을 펴도록 한다.

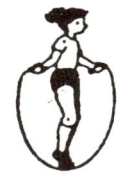 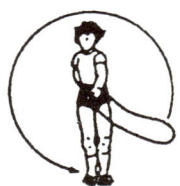

25. 수평으로 돌려 뛰기
- 한 손으로 줄을 잡고, 발밑을 줄로 자르는 것처럼 수평으로 돌려 넘는다.
- 한쪽발에 줄을 걸고 돌리면서 뛰는 방법도 있다.
- 1회선 2도약의 리듬이 뛰기 쉽다.

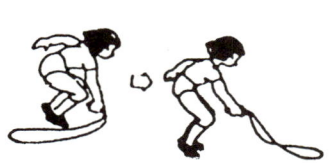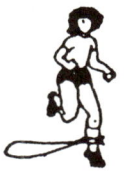

2) 2, 3인 줄넘기

2인뛰기, 3인뛰기
알맞는 줄의 길이
∘ 어깨까지 미쳐야 함   1. 맞서서뛰기   2. 줄주고받고뛰기   3. 앞으로 나란히뛰기

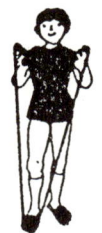 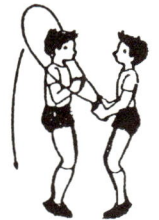 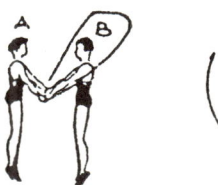

4. 옆으로 나란히뛰기   5. 앞뒤옆나란히뛰기   6. 옆으로나란히한사람뛰기

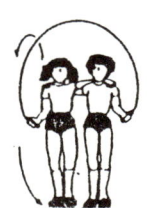 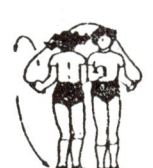 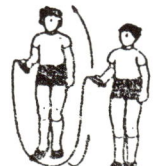

7. 번갈아연속뛰기   8. 같은손번갈아연속뛰기

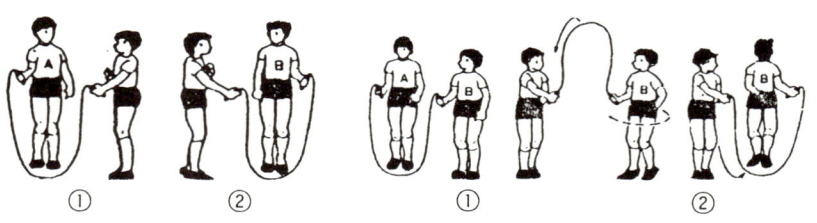

9. 웅크리고   10. 앞뒤로번갈아들어가뛰기   11. 측면돌려함께뛰기
   수평으로 돌려뛰기

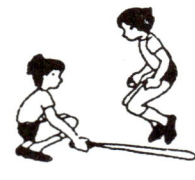 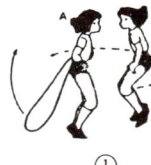 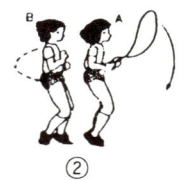 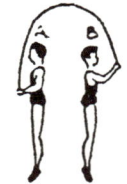

12. 엇걸었다풀어 13. 두사람2중뛰기   14. 앞뒤와측면 번갈아 돌리고 함께뛰기
    두사람뛰기

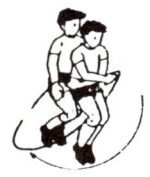 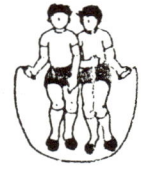 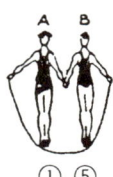 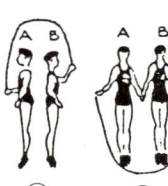 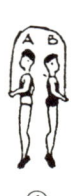

15. 두줄함께 잡고 번갈아 뛰기

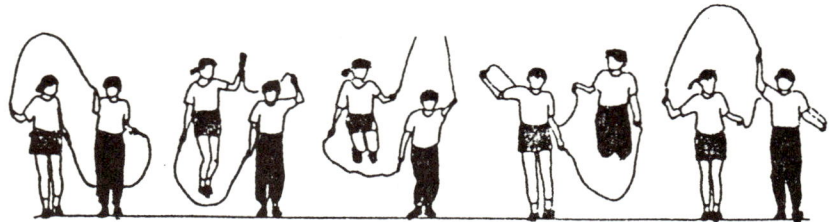

16. 함께뛰어들었다물러나뛰기

17. 맞서서두줄로뛰기

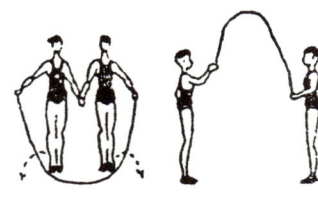
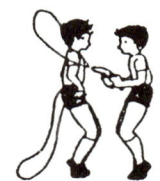

18. 발로 하는 가위바위보
- 맞서서 음악에 맞춰서 뛰다가 발로 가위바위보를 한다.
- 진 사람은 상대방의 둘레를 스킵으로 돈다.
- "아침바람 찬바람에" "퐁당퐁당" 등 곡이 잘 맞는다.

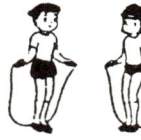
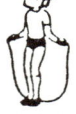
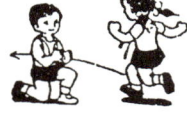
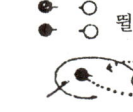

줄뒤로뛰기자세   이긴사람 진사람   이긴사람 진사람
              스킵으로 돈다(벌칙)

바위
가위
보

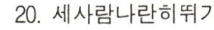

19. 두사람 돌리고 한사람넘기

20. 세사람나란히뛰기

21. 줄엇걸어잡고 세사람뛰기

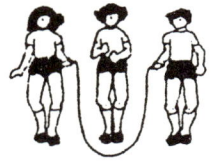
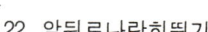
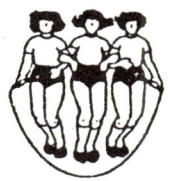
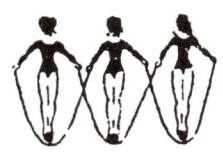

22. 앞뒤로나란히뛰기

23. 3각나란히뛰기

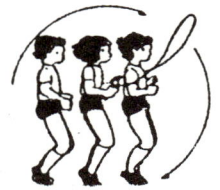
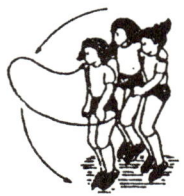
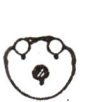

2. 줄넘기 운동의 기본동작 및 응용

3) 긴 줄넘기

① 긴 줄넘기는 최상의 협력을 요하는 운동이므로 줄을 돌리는 기술이 좋을수록 뛰는 사람의 기술 숙달은 빠르다.
② 긴 줄넘기는 대상에 따라서 줄의 길이를 달리해야 하며 뛰는 사람의 체격, 인원수, 기능 숙달도, 뛰기 종목 및 뛰는 속도 등에 따라 줄의 길이가 달라진다.
③ 긴 줄넘기는 줄 돌리는 사람은 특히 뛰기를 잘하는 사람이어야 타이밍 감각이 좋아져서 줄을 잘 돌릴 수가 있으므로 긴 줄넘기는 줄 돌리는 사람의 선택에 관심을 가져야 한다.

1. 긴 줄 파도 넘기
 · 긴 줄을 가로 또는 세로 작게 흔들어 파도처럼 만든다.
 · 줄에 걸리지 않도록 뛰어 넘는다.

2. 긴 줄 빠져 나가기
 · 뛰지않고 스피이트를 내어 줄을 빠져나간다.
 · 몇사람씩 짝지어 손잡고 계속한다.

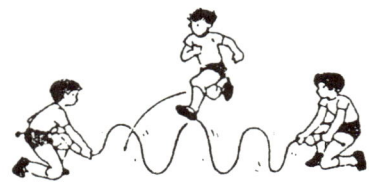
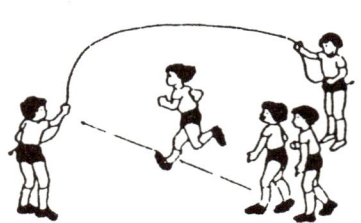

3. 1인 4도약 연속뛰기
 · 잇달아 뛰어들어 한 사람이 네 번씩 뛰고 나온다.
 · 줄속에는 항상 네 사람이 남게 된다.

4. 긴 줄 가위바위보 뛰기
 · 손이나 발로 가위바위보놀이를 한다.
 · 이길때까지 사람을 바꾸어 게임을 한다.

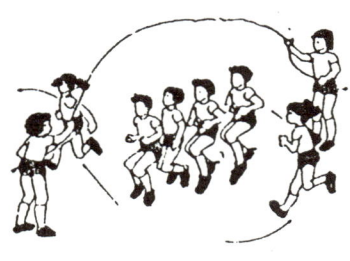
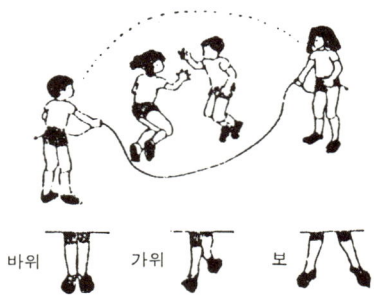

5. 긴 줄 드리볼뛰기
- 1회선 2도약의 리듬으로 줄이 한 번 돌때 두 번씩 드리블한다.
- 공이 몸에서 너무 떨어지지 않도록.

6. 긴 줄 공주고 받고 뛰기
- 줄의 안팎에서 또는 함께 뛰면서 주고 받음

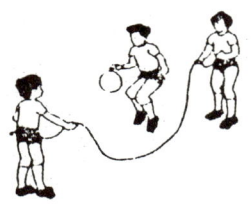
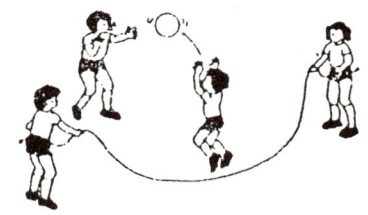

7. 긴 줄 말타넘기
- 긴 줄 속에서 말타넘기를 한다.
- 타넘자마자 점프를 해야 걸리지 않는다.

8. 큰 줄 뛰기
- 줄은 되도록 크게 돌린다.
- 서로 소리를 내어 타이밍을 맞춘다.

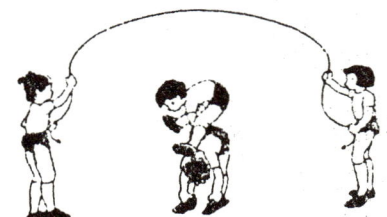
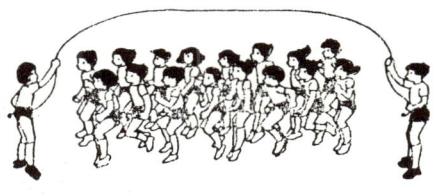

9. 긴 줄 연속8자뛰기
- 한번씩 뛰고 잇달아 빠져 나간다.
- 소리를 합쳐 뛴다.

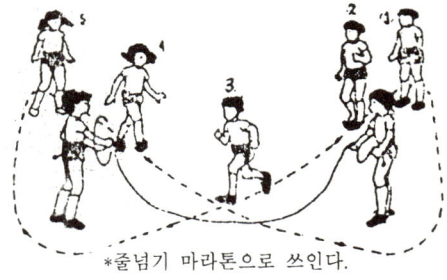

*줄넘기 마라톤으로 쓰인다.

10. 긴 줄 십자뛰기
- 줄은 좀 느슨하게 잡고, 밑엣줄을 기준으로 돌린다.
- 한줄의 움직임만을 잘보고 +자지점에 뛰어들어야 잘된다.
- 빠져나가기, 드리블 빠져나가기도 할 수 있다.
- 처음에는 ×자뛰기를 하다가 +자로 한다.

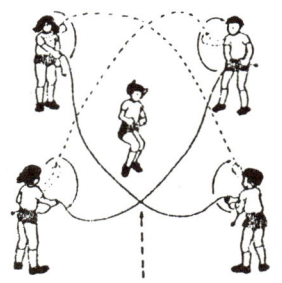

2. 줄넘기 운동의 기본동작 및 응용 _79

11. 한사람 평행 복합뛰기
- 처음에는 가운데 서서 동시에 돌린다.
- 줄을 멘 자세, 등아래 자세 또는 돌리면서 뛰어든다.

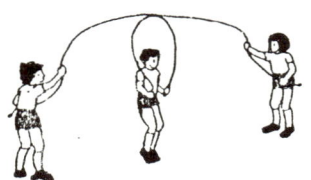

뛰어드는 자세
- 줄을 맨 자세와 등아래 자세

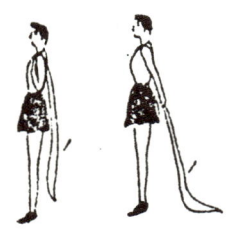

14. 세사람 옆나란히 한사람 복합뛰기
- 가운데서 뛰는 좌우사람이 긴줄 돌리는 사람이 팔움직임에 맞춰서 돌리면 잘된다.

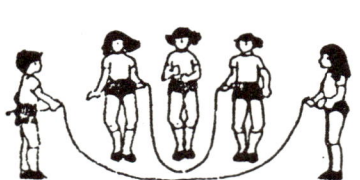

16. 세사람 번갈아 복합뛰기
- 긴줄은 1회선 2도약의 리듬으로 돌리고 뛰는 사람은 1회선 1도약의 리듬으로 뛴다.
- 처음에는 발동작만으로 타이밍을 맞춘다.

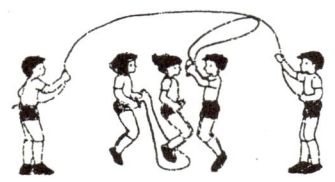

12. 긴줄 후우프뛰기
- 1회선 2도약의 리듬으로 한다. 곧 긴 줄을 1도약, 후우프를 1도약으로 넘긴다.
- 후우프는 너무 꼭 잡지말고 돌리도록.

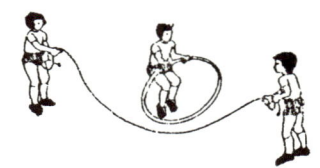

13. 두사람 어깨동무 복합뛰기
- 처음에는 긴 줄 속에 서서 시작한다.
- 신호에 따라 앞으로 물러날 때는 돌리면서 또는 줄을 잡고 나온다.

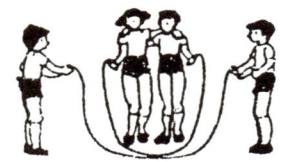

15. 두사람 단독복합뛰기
- 뒷쪽으로 물러날 때는 줄을 쥔채로 나온다.

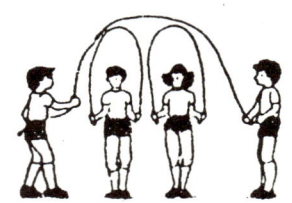

17. 쌍 줄 한사람뛰기(Double Dutch S)
- 항상 줄만 보고 뛰어들고 물러나야 잘된다.
- 처음에는 천천히 줄을 돌리도록
- 제자리구보로 뛰기로 한다.

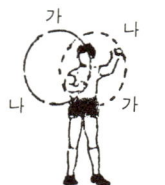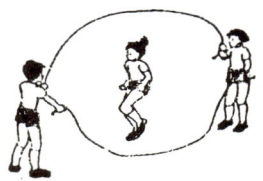

18. 쌍 줄 두사람뛰기(Double Dutch W)

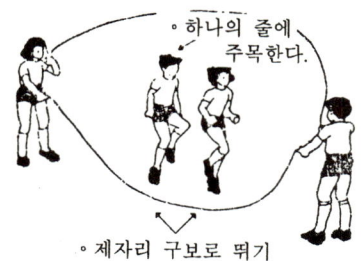

4) 음악줄넘기

(1) 음악줄넘기의 정의

줄을 가지고 음악에 맞추어 신체 표현하는 것으로써 줄을 잡고 흔들기, 돌리기, 뛰어넘기, 감기, 회전 등의 여러 가지 동작을 맞추어 표현하는 것으로 창작과 완성의 즐거움이 있는 줄넘기이다.

(2) 음악줄넘기의 장점

① 청소년들의 신체를 균형 있게 발달시킨다.
② 어린이들의 작고 연약한 심장을 강하고 튼튼한 스포츠 심장으로 만들어 준다.
③ 기초 체력을 향상시키는 종합적 전신운동이다.
④ 밝고 명랑한 성격이 형성되며 사회성을 길러준다.
⑤ 신체의 지구력, 협응력이 발달한다.
⑥ 어린이 세계에서 자취를 감춘 동요 부르기를 통하여 아름다운 인성 교육의 장이 형성된다.

(3) 음악줄넘기의 기초기술 4가지

줄넘기 운동의 좋은 기술은 신체의 위치, 팔의 위치, 손잡이 잡는 법, 발놀림 등의 4가지로 요약할 수 있다.

① 신체의 위치: 똑바로 서서 점프를 하는 동안 머리를 위쪽으로 한다.
② 팔의 위치
   ㉮ 팔꿈치를 옆구리에 자연스럽게 두고
   ㉯ 허리 높이보다 조금 낮게 45도 각도로 팔을 위로 구부리며
   ㉰ 손바닥을 약간 위쪽으로 향하게 한다.
③ 손잡이 잡는 법
   ㉮ 일상적으로 실행할 때나 음악에 맞추어 할 때는 줄을 편하고 느슨하게 잡는다.
   ㉯ 고속 줄넘기 및 기타 연기 시에는 단단하게 쥐고 할 수 있도록 한다.
④ 발놀림
   ㉮ 점프(도약)을 하는 데는 양발(모둠발) 뛰기와 교대하여 뛰기의 두 가지 기초가 있다.
   ㉯ 양발 점프는 두 발이 동시에 뛰어 오르고 지면에 동시에 닿는 것이다.
   ㉰ 교대하여 뛰기는 발이 한 쪽 발로부터 다른 쪽 발이 땅에 옮겨지는 것이다.
   ㉱ 이러한 두 가지는 복사뼈 부분을 튼튼하게 한다.
   ㉲ 두 발이 점프하거나 지면에 닿을 때 체중의 충격 흡수는 매우 중요하며 그 방법으로는 1차로 발볼, 2차로 무릎 굴신으로 하는 기술을 체득하여 관절의 상해를 예방하는데 노력해야 할 것이다.

(4) 음악줄넘기를 할 때 유의점

① 장소는 운동장, 교정, 놀이터 등 넓은 곳에서 한다.
② 운동량은 20분 전후 실시하며, 1분에 60회 정도의 속도로 넘는다.
③ 혼자 하는 것보다 학교에서 6명 1조가 되어, 가정에서는 가족들과 함께 어울려 하도록 한다.
④ 운동의 순서는 준비운동, 개인줄넘기, 복수줄넘기, 음악줄넘기, 복합줄넘기, 정리운동의 순서로 진행한다.
⑤ 운동의 적응 기간은 운동시작 후 3~4주 후부터 운동의 효과가 나타나 3~4개월 후부터 최대의 효과가 지속되어 심폐기능이 튼튼해지고 스포츠 심장으로 단련되어 간다.
⑥ 강화된 심폐지구력도 운동을 중지하면 4~5주 후부터 급격히 떨어지게 되므로 지속적인 운동이 필요하다.
⑦ 줄넘기 용구를 소중히 다룬다.

(5) 음악줄넘기 멈춤법

음악줄넘기 맺음을 더욱 예쁘게 하기 위해 다양한 멈춤법을 사용할 필요가 있는데 모든 동작이 앉아서나 방향전환을 이용해서 멈출 수 있다.

① 외발로 잡아 멈추기
② 엇걸어 외발로 잡아 멈추기
③ 되돌려(측회선) 멈추기
④ 뒤에서 멈추기
⑤ 팔에 감아서 멈추기
⑥ 몸에 감아서 멈추기
⑦ 팔에 엇걸어 멈추기
⑧ 다리에 엇걸어 감아 멈추기

3. 줄넘기 트레이닝(training)의 방법 및 효과

트레이닝은 운동능력 향상에만 효과가 있는 것이 아니다. 그것은 건강과 체력의 유지 혹은 증진을 꾀하는 것 이외에, 기술문명에 있어서 빈번히 발생하는 질병의 예방을 위해서도 커다란 예방적 의미를 갖는다. 이 질병은 주로 운동이나 신체적 작업의 부족과 함께 영양 과잉에 의해서도 초래되는 것이다. 우리들의 기술화된 현대 문명은 자연 속에서 발달되어 온 인간을 거의 모든 신체적 작업만이 아니라 고유의 이동운동 조차도 빼앗아 버렸다. 그렇기 때문에 인간은 언제나 증가되는 신경적인 스트레스나 과도한 요구에 부딛치고 있다. 기능을 사용하지 않거나, 반자연적인 운동이거나 동작의 결핍상태는 기관을 위축 시키거나 운동의 효율을 나쁘게 하고 그리고 많은 점에서 운동부족 현상이 나타나게 된다. 운동부족 현상의 경우 혈액의 적혈구나 헤모글로빈 양이나 산소 운반능력의 저하를 일으키는 적혈구 결핍증에 의해서도 잠재적인 운동성 저산소증이 발생된다고 한다. 이러한 운동부족 현상을 예방하기 위해서 이용되는 운동의 형태나 용구는 수없이 많이 있다. 자연적이고 적당한 트레이닝의 형태로는 제자리 달리기, 도약(jump), 줄넘기, 신체적 작업 형태로 실시되는 땅파기, 잔디 깎기 등 수많은 자연적인 운동방법이 있으나 여기서는 줄넘기를 사용한 트레이닝을 다루었다.

1) 짧은 줄을 사용한 트레이닝(training)

(1) 줄을 지면에 놓고 발가락을 이용하여 지면에서 올리는 운동.

(생리적 효과) 발가락 구부림을 강화 마당발이 안되게 한다.
(2) 줄을 지면에 길게 놓고 그 위를 걷는다.
   (생리적 효과) 균형잡힌 연습 초등학교 입학전 연령에 특히 효과가 있다.

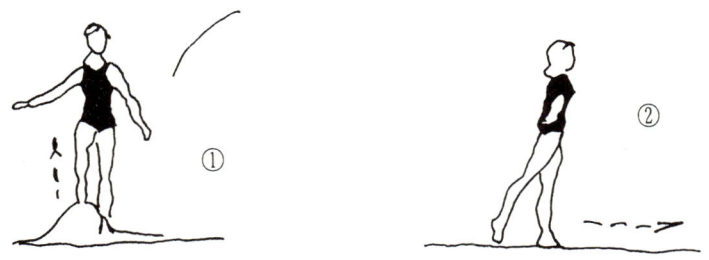

(3) 줄의 가운데를 양발로 밟고 줄의 양끝을 좌우의 손으로 높이 잡는다.
가. 상체를 뒤로 젖히며 팔을 좌우로 높이 올린다.
나. 똑바로 서서 팔을 앞으로 돌리면서 높이 올린다. (생리적 효과) 견갑골의 근육, 손과 발가락 근육이 단련된다.

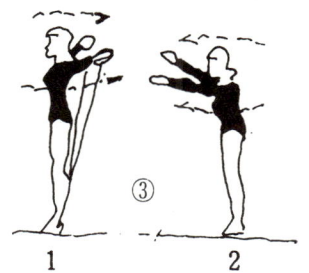

(4) 줄의 가운데를 밟고 양끝을 좌우의 손으로 잡는다.
가. 상체를 직각으로 구부리며 팔을 좌우로 편다.
나. 똑바로 서서 팔을 뒤로 젖힌다. (생리적 효과) 등의 근육을 단련한다.

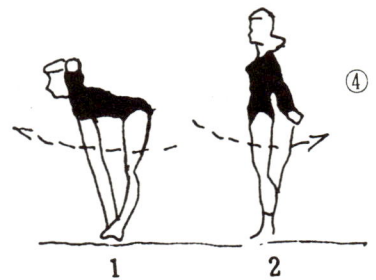

(5) 허리를 낮추고 줄의 중앙을 발바닥에 걸고 줄의 양끝을 뻗은 손으로 잡는다.

가. 상체를 앞으로 굽히고 팔을 좌우로 뻗는다.

나. 상체를 똑바로 굽히고 팔을 앞으로 뻗는다. (생리적 효과) 등뼈의 유연성과 허리의 근육을 단련한다.

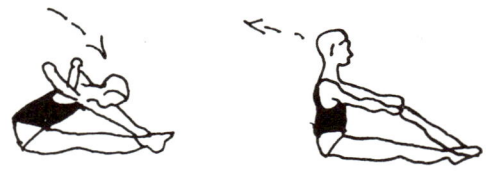

(6) 상체를 뒤로 젖히고 줄의 중앙에 발목을 걸고 줄의 양끝을 좌우의 손으로 잡는다.

가. 팔을 위로 뻗히고 무릎을 굽힌다.

나. 양발을 똑바로 하고 마루바닥에 붙혀 팔을 전방 밑으로 내린다. (생리적 효과) 팔의 근육이나 견관절을 강화한다.

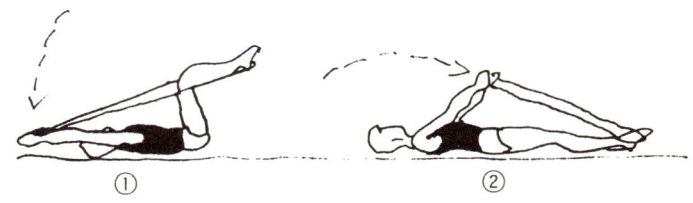

(7) 상체를 뒤로 젖히고 줄의 중앙에 발목을 걸고 줄의 양끝을 좌우로 뻗은 손으로 잡는다.

가. 발을 올리고 머리를 앞쪽으로 숙이며 팔을 좌우로 뻗는다.

나. 원자세로 팔을 좌우 아래로 내린다. (생리적 효과) 등뼈의 탄력과 허리 근육을 단련시킨다.

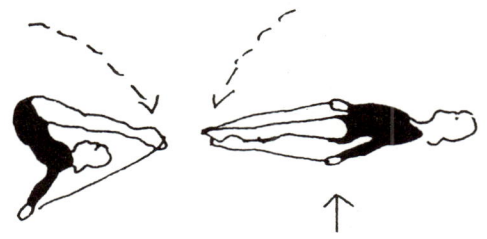

(8) 양팔을 모으고 서서 줄의 양끝을 오른손으로 잡는다.

①~④번 몸앞에서 원을 4번 돌린다. ⑤~⑧번 줄의 양끝을 왼손으로 옮겨 등 뒤에서 앞으로 원을 그린다. (생리적 효과) 팔의 관절 특히 손목관절의 움직임을 유연하게 하는데 좋다.

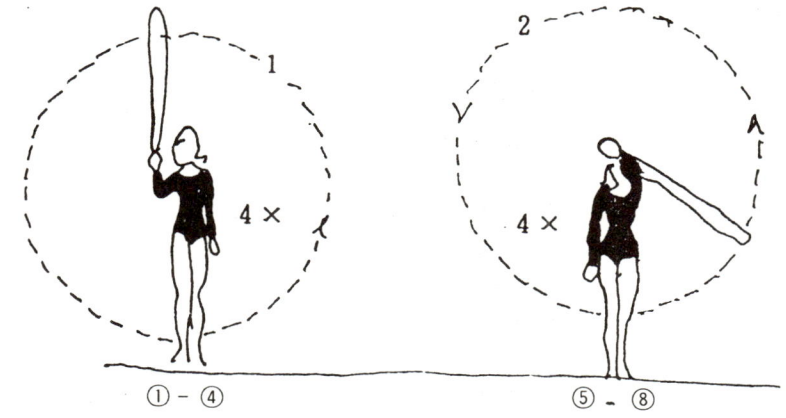

(9) 양발을 똑바로 하고 서서 줄의 양끝을 오른손으로 잡는다.

가. 상체를 가볍게 앞쪽으로 기울이고 몸의 약간 아래쪽에서 원을 그린다.

나. 똑바로 서서 회전을 멈추지 말고 머리 위쪽에서 원을 그린다. (생리적 효과) 손목 관절을 유연하게 해준다.

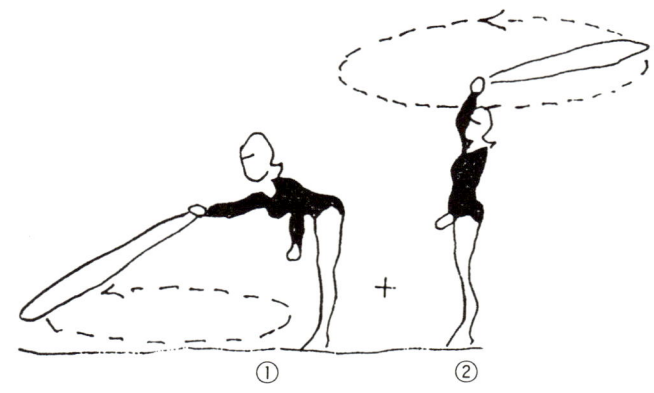

(10) 양발을 맞추어 서서 오른손으로 줄의 양끝을 잡는다.
가. 머리 위쪽에서 수평으로 원을 그린다.
나. 회전을 정지하지 말고 지면 가까이 수평의 원형을 번갈아 가며 뛰어 넘는다. (생리적 효과) 팔의 관절 특히 손목의 움직임을 유연하게 한다.

2) 긴 줄 사용한 트레이닝(training)

(1) 2사람은 지면에서 50cm의 높이로 팽팽하게 잡아 당긴다. 그 아래를 한 사람씩 짝으로 해서 3인조로 빠져 나간다.

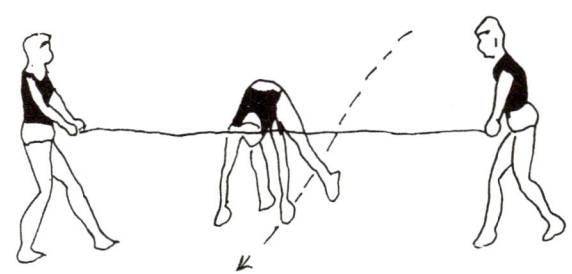

(2) 회전하는 줄의 밑으로 빠져 나간다. (방향을 달리해서)
가. 뛰어드는 사람의 방향으로 줄을 돌린다.
나. 뛰는 사람의 뒤로 줄을 돌린다.
다. 뛰어드는 사람의 방향으로 줄을 돌린다.

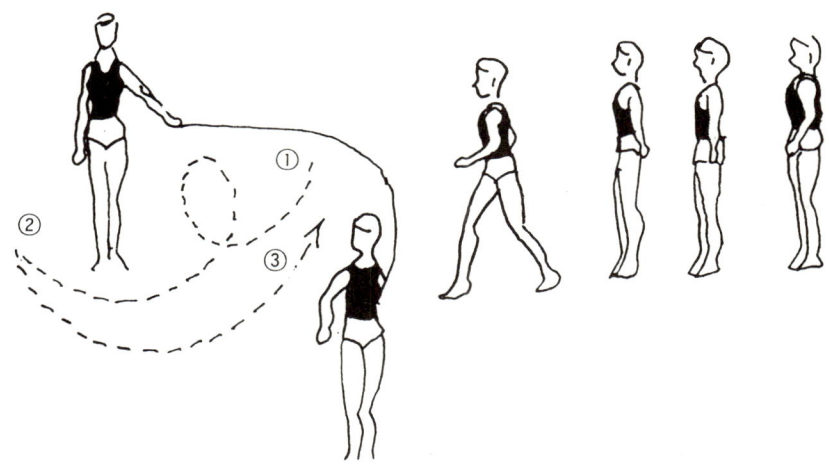

(3) 양쪽 방향으로 돌아가는 줄 밑으로 빠져 나간다.
가. 한 방향으로 줄을 돌린다.
나. 같은 방향으로 흔든다.
※ ③~④=①~② 반대 방향으로 양쪽 방향으로 번갈아서 뛰어든다. (이것은 항상 줄에 뛰어드는 사람의 방향을 회전시)
① 신호로 뛰어든다.
② 3회 돌면 뛰어든다.(또는 1회 때마다)
③ 일정한 거리에서 뛰며 또는 어떤 지점에서 뛴다. 빠져나간 사람은 반대쪽 맨뒤에 붙는다. 그리고 다시 빠져나가서 본열로 돌아간다.

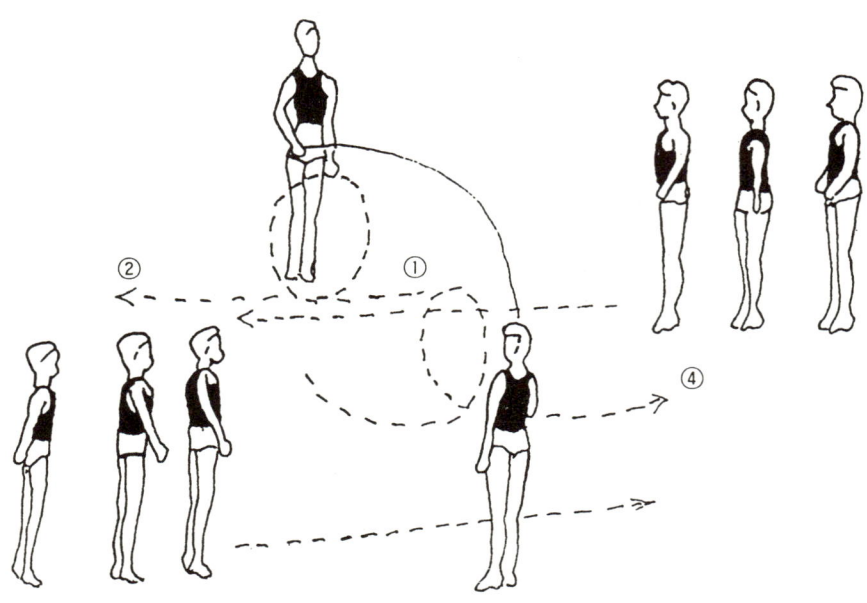

④ 회전하는 줄을 빠져 나간다.

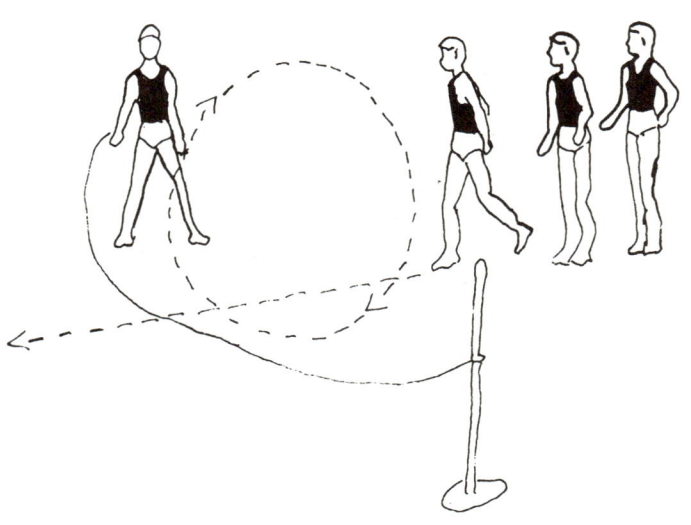

⑤ 여러 가지 동작으로 팔을 움직이면서 빠져 나간다.
   (예를 들어 팔을 좌우로 올려 팔을 측면으로 돌려서)

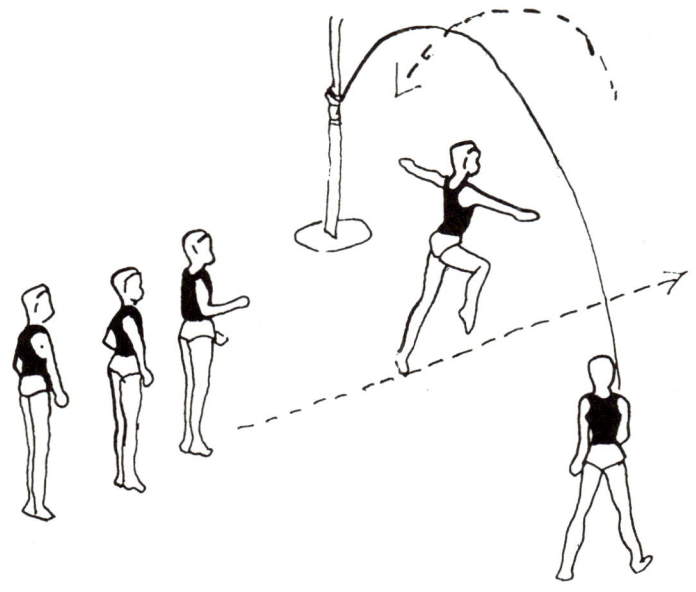

⑥ 여러가지 방법으로 뛰어 빠진다.
   ㉮ 좌우 번갈아 가며 빠진다.
   ㉯ 한발로 뛰어 빠진다.
   ㉰ 두발로서 한 번에 뛰어 빠진다.
⑦ 각자의 기량을 연결시켜 뛰어 빠진다.
   ㉮ 1회전(360°)로 해서
   ㉯ 앞쪽으로 회전하면서
   ㉰ 물건 즉 공이나 수건 등을 위로 올리고 뛰어 든다. A군은 보올을 놓고 뛰며 B군은 주워가지고 뛴다.
   ㉱ 후우프를 돌리면서

⑧ 줄넘기를 하면서 빠져 나간다.

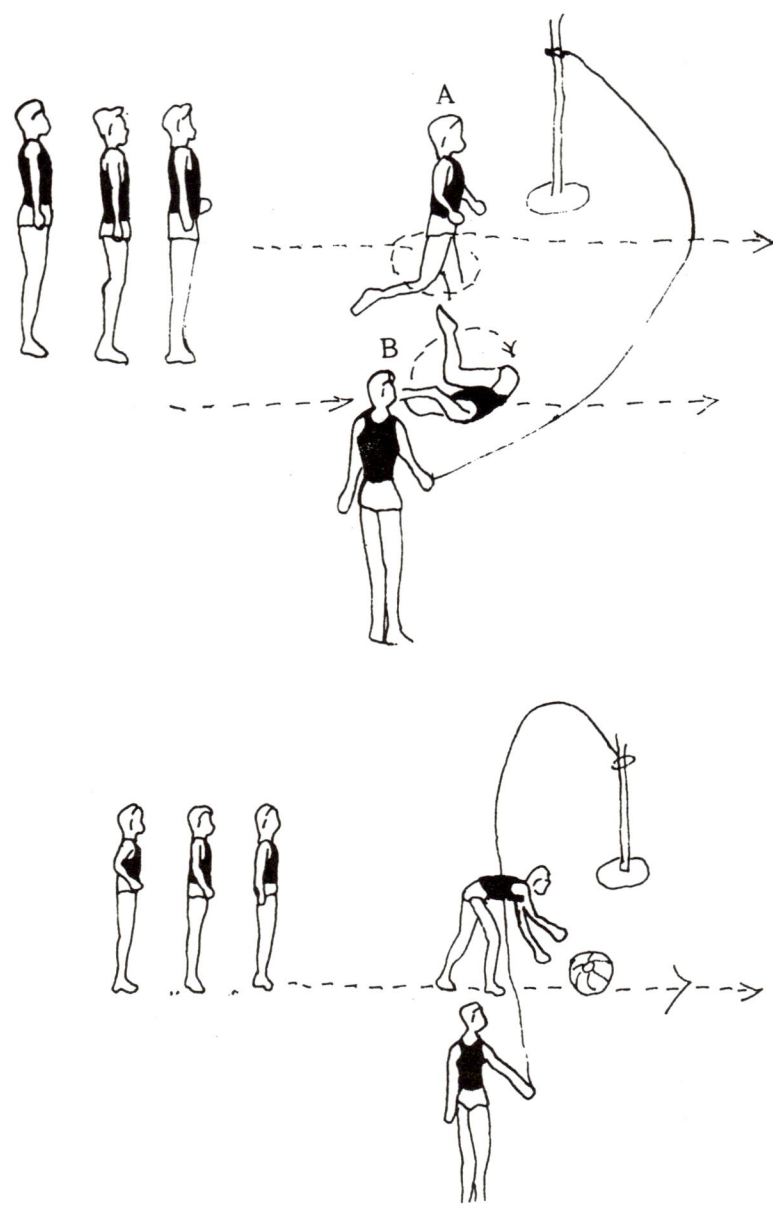

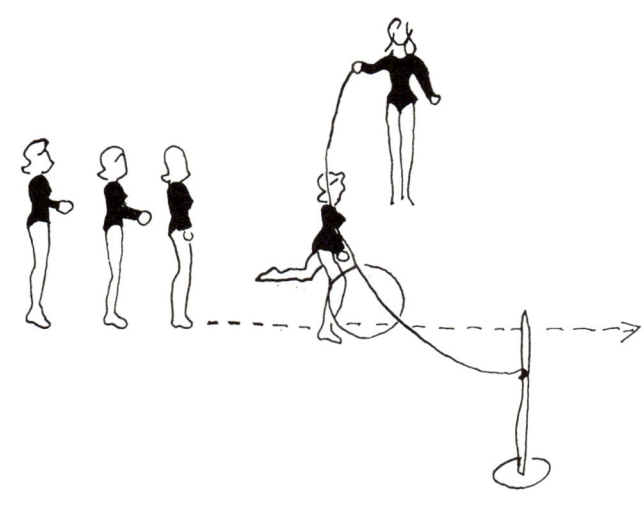

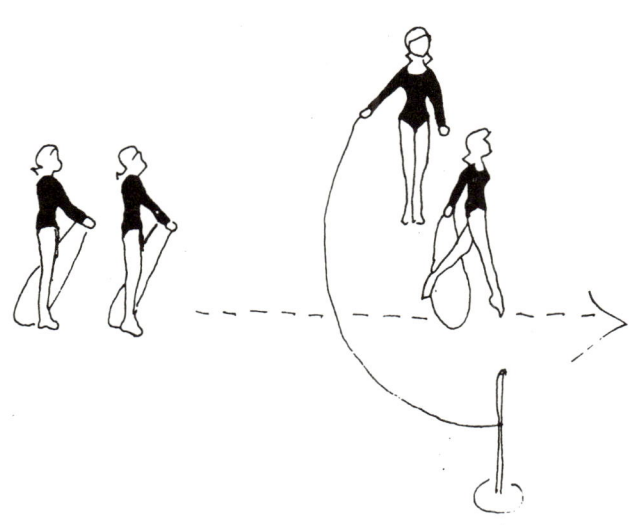

3. 줄넘기 트레이닝의 방법 및 효과 _93

⑨ 목마를 뛰어 넘는다(줄 돌리는 높이는 높게 한다).

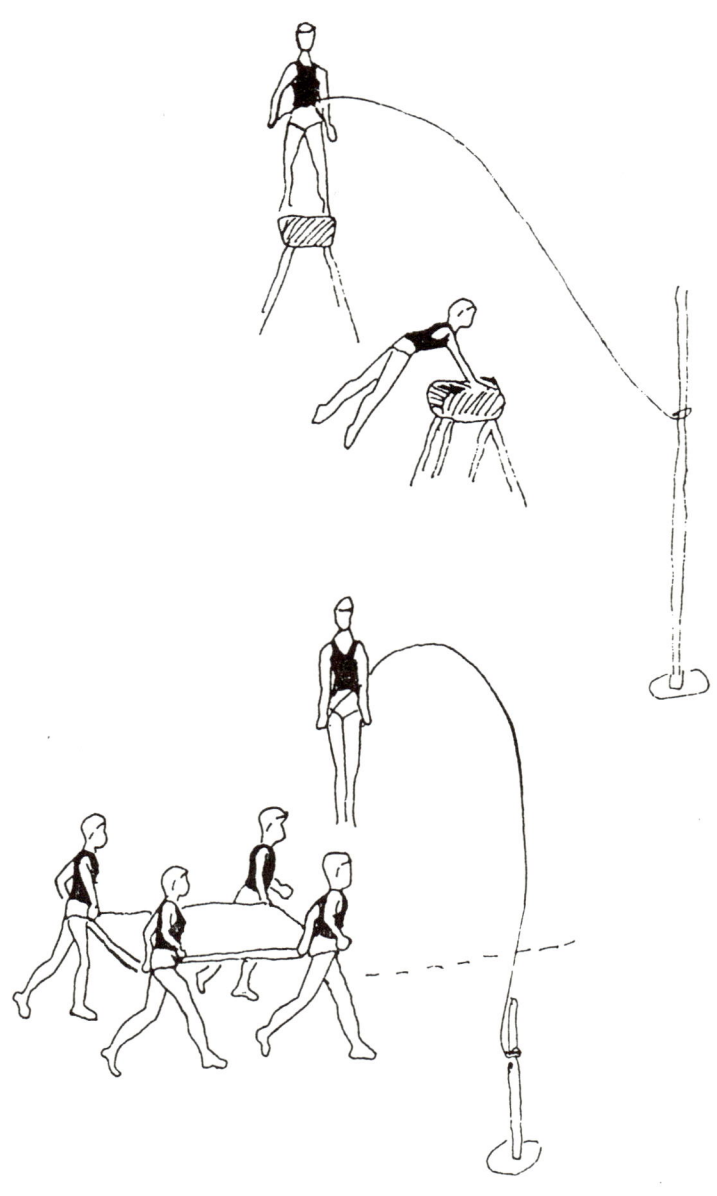

⑩ 무리지어서 뛰어 빠진다.
　㉮ 4인에서 8명(혼자 또는 둘이서 손을 맞잡고)
　㉯ 4명이서 매트를 들고서
　㉰ 짝은 뒤에서 손을 깍지끼고서(3번째 사람은 올라 타고서)

위와 같은 줄넘기(긴 줄 혹은 짧은 줄)를 사용하여 운동하는 방법은 여러 가지가 있으나 여기서는 긴 줄을 사용한 트레이닝(training) 10가지, 짧은 줄을 사용한 트레이닝(training) 10가지 만을 수록 하였다. 이 이외에도 여러 가지 방법을 고안한다면 수없이 많은 트레이닝(training)방법을 만들 수 있다.

3) 줄넘기 트레이닝(training)의 효과

줄넘기 운동은 전형적인 동적인 운동이라 한다. 줄넘기 운동을 함으로써 심폐기능 및 전신 지구력을 기를 수 있으며, 인체내에 각각의 관절, 뿐만 아니라 심리적인 안정 효과를 줄넘기 운동을 통하여 기대할 수 있다.

위와 같이 줄넘기 운동은 기본적인 운동이라 생각하고 있으며 줄넘기의 기초 즉 본 운동에 들어가기 전의 예비적인 운동으로 생각하고 있다는 것은 주지의 사실이다. 그러나 그런 생각은 줄넘기 운동 효과의 일부분에 지나지 않는다. 여기서 줄넘기 운동시 강도 즉 심박수를 가지고서 설명하기로 한다.

줄넘기를 6분 혹은 3분 동안에 자기가 가장 빠른 속도로 심박수를 최대한 170으로 올렸다면 이 운동량은 조깅 30분 이상의 운동 효과를 올렸다라고 말할 수 있으며 이것은 무산소 운동의 효과라고도 할 수 있다. 줄넘기를 이용한 훈련 방법으로 인터벌 트레이닝의 효과도 성취할 수 있다.

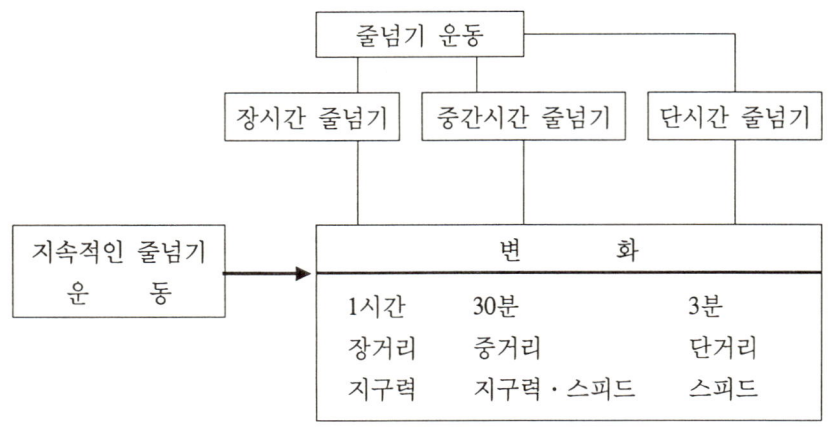

줄넘기 인터벌 트레이닝(interval training)방법

위 그림에서 알 수 있는 바와 같이 줄넘기를 가지고 각각의 종목에 필요한 운동을 계획하여 운동량을 고안해 낼 수 있는 것이다.

4) 줄넘기 운동의 생리적 효과

줄넘기 운동을 꾸준히 행함으로서 얻을 수 있는 생리적인 효과는 다음과 같이 설명할 수 있다.

운동을 함으로서 평상시에 비교하여 뚜렷하게 눈에 뜨이는 것은 심박수 변화와 호흡의 변화이다. 운동시에는 또한 에너지(energy) 소비가 많아지는데 에너지 소비가 많아진다는 것은 활동하는 조직에 에너지 공급을 위해 산소의 공급량을 증가하는 것이고 산소 공급량의 증가는 순환 호흡계와 밀접한 연관을 갖는다. 이로서 쉽게 알 수 있는 것은 운동을 꾸준히 하는 사람과 전혀 운동을 하지 않는 사람 사이에 맥박수를 보면 알 수 있다. 휴식시 맥박수는 보통 사람의 경우 평균이 70인데 줄넘기 운동을 꾸준히 한 같은 연령의

사람은 평균 65~67이였다. 또 훈련정도가 높은 사람은 60 이하인 경우도 있다. 따라서 기초체력에 관계가 깊다는 것을 알 수 있다. 요약하면 줄넘기 운동을 꾸준히 함으로서 평상시 맥박수는 감소하고 심박출량은 증가하며 운동이나 육체적인 작업을 행할 때 맥박수의 증가가 점진적이면서도 운동을 전혀 행하지 않는 사람에 비해 맥박수 증가가 적으며 피로회복을 빠른 시간 안에 할 수 있다는 것이 줄넘기 운동을 꾸준히 행하였을 때 호흡순환계에 효과를 볼 수 있다.

  호흡순환계 운동에 특히 줄넘기 운동을 행하는 것이 보다 큰 효과가 있다는 것은 하체 운동을 행할 때 보다 팔을 사용했을 때가 더욱더 맥박이 증가했다는 사실로서 입증되었기 때문이다.

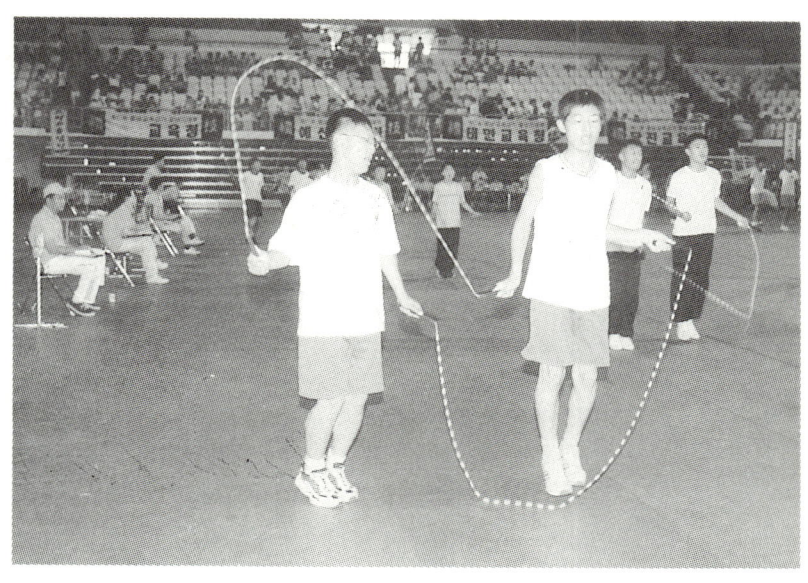

제3부 부 록 편

1. 줄넘기 운동의 지도와 평가의 예
2. 줄넘기 일반대회의 일례
3. 줄너기 시합의 일례
4. 체육과 학습지도안(Ⅰ)
5. 체육과 학습지도안(Ⅱ)

1. 줄넘기 운동의 지도와 평가의 예

1) 줄넘기 운동의 학년별 지도요목

학교	학년	대표적인 신교재	유의점
초등학교	1	○ 준비 돌리기, 양발로 뛰기, 외발로 뛰기 ○ 파도뛰기, 장애물 뛰기	학년별 목표 회수를 뛰도록 할 것
	2	○ 구보로 뛰기 ○ 교대로 뛰기 ○ 무릎굽혀 뛰기 ○ 단체경기 ○ 앞에 내어 뛰기 ○ 앞에 들어 뛰기	
	3	○ 넓적다리 들어뛰기 ○ 2인조 뛰기 ○ 긴줄, 짧은줄의 유희적 줄넘기	
	4	○ 벌렸다 붙여뛰기 ○ 옆에 들어 뛰기 ○ 복합뛰기 ○ 3인 조합뛰기 ○ 긴줄 동시 돌려뛰기 공교환 뛰기	
	5	○ 꼬며 뛰기 ○ 교차뛰기 ○ 교대로 앞, 뒤 들어 뛰기 ○ 두 번 돌려뛰기(남자) ○ 앞, 뒤 돌며 뛰기	기능급수를 따도록 노력할 것
	6	○ 옆으로 흘려 교차뛰기 ○ 긴줄, 중간줄, 짧은줄 복합뛰기	학년별, 남녀별 목표회수를 뜀
중학교		팔과 다리운동 각종을 조합하여 조화롭게 함	
고등학교		팔과 다리운동 각종을 조합하여 조화롭게 함	

※ 아래학년 교재는 위학년 복습교재가 됨

2) 줄넘기 운동의 기준속도

(1) 줄 한 번 돌려서 2회 뛰기에 있어서는 1분간 도약회수의 기준은 120인데 연령에 따라 차이가 있음(별표참조).

(2) 줄 한 번 돌려서 1회 뛰기에 있어서도 1분간 20회가 적도임.

가. 연령별 도약회수(1분간)

구 분	도약횟수	구 분	도약회수
숙련자	120회	6년생	100회
대학생	115회	5년생	95회
고교생	110회	4년생	90회
중학생	105회	3년생	85회

※ 초등학교 1, 2년생은 임의

나. 회수 제한의 시간 줄넘기

학년별		목표횟수	기준시간	학년별		목표횟수	기준시간
초등학교	1	20회	15초	중2	남	200회	105초
	2	30회	20초		여	170회	90초
	3	50회	30초	중3	남	250회	130초
	4	70회	40초		여	220회	100초
	5	90회	50초	고	남	300회	150초
	6	120회	60초		여	250회	120초
중1	남	150회	80초	※ 학년별 배당 종목은 목표회수 이상 연속 뛰게 함.			
	여	140회	75초				

3) 줄넘기 운동의 기능급수

급수별	뛰기의 종류	시행방법
3급	1. 양발로 뛰기 - 1분간 또는 120회 2. 제자리 구보로 뛰기 - 2분간 또는 220회 3. 앞뒤로 들어뛰기 - 2분간 220회 4. 꼬며 뛰기(구보) - 50초간 100회 5. 팔교차 뛰기 - 30초간 60회 6. 두 번 돌려뛰기 - 10초간 10회	종목별로 소정횟수(소정시간) 이상 뜀. 여자는 앞뒤로 돌려뛰기 (이하같음) 20초간 40회

급수별	뛰기의 종류	시행방법
2급	1. 8자돌리기(준비) 2. 무릎굽혀 뛰기 3. 양발로 뛰기 4. 옆으로 들어뛰기 5. 양발로 뛰기 6. 앞뒤로 들어뛰기 7. 옆으로 벌려뛰기 8. 앞으로 내어뛰기 9. 양발로 뛰기 10. 제자리 구보로 뛰기 11. 두 번 돌려뛰기(남) 12. 무릎굽혀 뛰기	16호간씩 순서대로 연속 뜀. 다만, 8자돌리기, 양발로 뛰기, 두 번 돌리기는 8호간씩.
1급	1. 8자(준비)돌리기 2. 제자리 구보로 뛰기 3. 꼬며 뛰기 4. 교차로 뛰기 5. 옆으로 흘려 돌려차기 6. 두 번 돌려뛰기(남) 7. 양발로 뛰기 8. 외팔돌리기(휴식)	8호간씩 순서대로 2회 뜀.
특급	1, 2급의 각 종목을 배합한 음악(리듬)줄넘기	줄넘기용 음반사용 1회(약 3분간) 뜀

※ 속도는 1분간 120회를 기준으로 함.
※ 몸 전체로 뛰고 바른 자세로 뛰어야 함.

가. 줄넘기 종목별 점수표(초등학교)

점수 종목	1점	2점	3점	4점	5점	6점	7점	8점	9점	10점
양발로 뛰기	10	20	30	40	50	60	70	80	90	100 이상
구보로 뛰기	10	20	30	40	50	60	70	80	90	100 이상
좌우로 벌렸다 붙여 뛰기	4	8	12	16	20	24	28	32	36	40 이상
엇 걸었다 붙어 뛰기	4	8	12	16	20	24	28	32	36	40 이상
뒤로 돌려 뛰기	10	20	30	40	50	60	70	80	90	100 이상
두 번 (2중) 뛰기	2	4	5	7	9	11	13	15	17	20 이상
이중 뛰기	2급 5회,			1급 10회,			특급 15회			

줄넘기 급수 판정표

급 수	5급	4급	3급	2급	1급	특급
점 수	6이하	17	29	41	53	54이상

나. 줄넘기 종목별 점수표(중학교)

종 목 \ 점 수	1점	2점	3점	4점	5점	6점	7점	8점	9점	10점
양발로 뛰기	80	90	100	110	120	130	140	150	160	170 이상
뒤돌려 뛰기	30	40	50	60	70	80	90	100	110	120 이상
좌우로 벌렸다 붙여 뛰기	30	40	50	60	70	80	90	100	110	120 이상
팔엇걸어 뛰기	15	20	25	30	35	40	45	50	60	65 이상
두 번(2중) 뛰기	5	10	15	20	25	30	35	40	45	50 이상
구보로 뛰기	30	40	50	60	70	80	90	100	110	120 이상
이 중 뛰기	2급 10회,			1급 15회,				특급 20회		

줄넘기 급수 판정표

급 수	5급	4급	3급	2급	1급	특급
점 수	15이하	24	33	42	51	52이상

다. 줄넘기 급수표(고등학교)

	뛰 기 방 법	2점	3점	4점	5점	6점	7점	8점	9점	10점
앞돌려뛰기	양발 모아뛰기	30	50	100	150	200	250	300	400	500
	제자리 구보로 뛰기	20	30	50	80	100	150	200	250	300
	앞으로 흔들어 뛰기	10	20	40	60	80	100	120	150	200
	엇걸었다 풀어뛰기	5	10	20	30	50	80	100	120	150
	엇걸어 뛰기	5	10	20	30	40	50	60	80	100
	2중뛰기		5	10	20	30	50	80	100	120
	엇걸었다 풀어 2중뛰기	2	5	10	15	20	30	40	50	
	번갈아 2중뛰기	2	5	10	15	20	30	40	50	
	되돌려 뛰기	5	10	20	30	40	50	60	70	
	시간 뛰기			1분	2분	3분	5분	7분	8분	10분
	3중 뛰기				1	3	5	8	10	15
뒤돌려뛰기	뒤양발 뛰기	5	10	30	50	70	100	120	150	200
	뒤 엇걸었다 풀어뛰기	5	10	15	20	30	40	50	60	70
	뒤 엇걸어 뛰기	2	4	10	15	20	25	30	40	50
	뒤2중 뛰기			1	3	5	10	15	20	30	40
	뒤 엇걸었다 풀어 2중뛰기				1	3	5	10	15	20	30
	뒤 번갈아 2중뛰기					1	3	5	10	15	20
	뒤3중 뛰기							1	2	3	5

줄넘기 급수 판정표

급 수	특급	1급	2급	3급	4급	5급
점 수	160점	140점	120점	100점	80점	50점이하

※ 종목별 얻을 수 있는 점수을 합산한다.

4) 줄넘기 운동 보급방안(초등학교)

가. 전교생에게 1인 1운동으로서 적극 권장한다.
나. 줄넘기 시간을 정하여 전교생이 뛰도록 한다.
　① 2교시 3교시 사이가 적당하다(10분간).
　② 긴 줄넘기는 식사 후 레크레이션으로 적당하다.
　③ 줄넘기 시간에는 줄넘기용 음곡을 방송한다.
　④ 체육시간에 줄넘기 지도를 체계적으로 한다.
다. 특별활동 부서에 줄넘기반을 두어 창의적으로 뛰게 하고 선수를 양성한다.
라. 줄넘기 운동에 관한 강습에 참가하여 줄넘기 기능을 배우고 수업에 임한다.
마. 수업용구를 확보한다.
　① 짧은 줄 : 한 학급 수업용 줄을 정원수대로 준비하되 고학년용을 구입하여 길이를 조정하여 하급학년까지 사용토록 한다. 학급이 많은 학교에 있어서는 상중학년용 2종을 배치한다.
　② 긴 줄 : 학급당 8개
　　길이를 조정할 수 있는 것으로 비치한다.
바. 학년별 연속뛰기 목표회수를 달성토록 지도한다.
사. 기능급수를 따도록 평가대회를 개최한다.

2. 줄넘기 일반대회의 일례

 문명기계의 발달로 줄넘기 도구도 상당히 개선이 되었다. 과거의 줄넘기와는 달리 줄넘기 줄이나 손잡이도 상당히 간편해졌고, 넘는 회수가 기록되는 회수 기록계가 부착되었다. 따라서 줄넘기 시합도 새롭게 엮어 나갈 수 있게 되었으며, 시합 운영도 큰 혼란없이 빠르게 진행할 수 있다.
 다음은 이 회수 부착기가 있는 줄넘기를 이용한 시합의 한 요령을 소개하기로 한다.
 이 시합은 개인별 게임으로 시합기간은 20분으로 시합 선수들의 체력과 기술을 종합 평가하여 승리자를 뽑는 방식이다.

1) 경기 종목

 경기 종목은 크게 둘로 나누어 체력 종목과 기술 종목으로 나뉜다. 체력 종목은 지구성에 역점을 두어 앞 돌리기를 원칙으로 하여 평가 종목은 양발 모아 뛰기, 양발 번갈아 외발 뛰기(제자리 구보 뛰기), 줄 한 번 뛰어 두 번 줄 돌리기(1도약 2회선)의 세 가지로 한다. 기술 종목은 뒤 돌리기와 엇갈려 돌리기를 평가하며, 마지막 자유형은 자신의 창의성을 발휘해 음악에 맞춰 줄넘기 춤을 구사해 나가도록 한다.

2) 경기 방법

　체력 종목은 총10분 시합으로 매 종목마다 2분 게임으로 회수부착기가 달린 줄넘기로 심판의 신호에 따라 최대의 속도로 넘는다. 이 때 도약 중 줄이 발에 걸려도 상관없이 계속 다시 넘으면 된다.
　그만이라는 심판의 구령에 따라 선수는 즉시 멈추어야 되며, 이의 반칙시 그 선수에게는 50점 감점을 준다. 진행원이 도약회수를 채점판에 기록하고, 회수부착기를 다시 영으로 놓는다. 이 때 선수들은 1분간 휴식을 취한다. 체력 종목의 승리자는 도약회수가 가장 많이 기록된 자가 된다.
　기술 종목의 경기 방법은 도약속도 및 회수보다 10×10m의 정사각형 경기장 안에서 선수가 구사하는 기술의 숙달 정도에 따라 심판이 10점 만점으로 채점을 하게 된다.
　총 경기 소요시간은 10분으로 전반5분은 각 1분씩 앞 돌리기, 뒤 돌리기, 엇걸어 돌리기로 자신의 스텝형으로 기술을 구사해 나간다. 다음 5분은 줄넘기 춤으로 음악에 맞추어 자신의 줄넘기 예술을 표현하고 구성해 나간다.

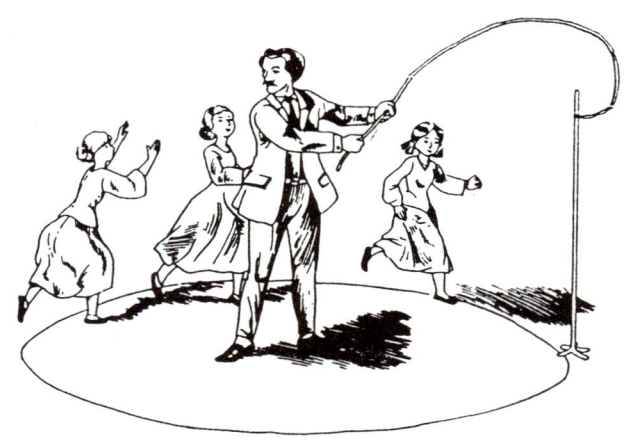

3) 채점법과 그 기준

(1) 채점법

가. 체력 종목 채점법

체력 종목의 3부문의 도약회수를 총계하여 10점 만점으로 하여 가장 많이 넘는 자가 10점, 그 다음이 9점 등 각 1점차로 점수를 매긴다.

나. 기술 종목 채점법

이 종목의 채점은 5명의 심판원이 각 선수에게 10점 만점의 십점법을 적용해 준 점수를 합해서 다시 5로 나눠 총 10점 만점으로 계산한다.

그 종목 부문별 채점법은 앞 돌리기, 뒤 돌리기, 엇걸어 돌리기의 제1파트를 5점 만점으로 계산하고, 제2파트인 자유형 줄넘기 춤을 5점 만점으로 한다.

(2) 채점 기준

체력 종목의 채점 기준은 도약 회수에 따라 계산되므로 문제가 없고, 기술 종목의 채점기준은 다음과 같다.

가. 제1파트 채점 기준

각 1분간씩 하는 앞 돌리기, 뒤 돌리기, 엇걸어 돌리기의 도약중 그 스텝은 자유형이므로 채점의 주안점은 각 돌리기의 구사력을 1점 만점으로 3점으로 하고, 전체적인 선수의 자세와 예의를 각 1점으로, 2점을 추산해 5점 만점으로 한다.

나. 제2파트 채점 기준

 5분간 음악에 맞추어 엮어 나가는 선수는 예술을 보고 기술미 1점, 구성미 1점, 표현미 1점, 창의성 2점, 도합 5점 만점으로 채점을 한다. 채점 집계원은 즉시 채점을 총합 계산해 체력·기술 종목 도합 총 20점 만점으로 줄넘기 챔피언을 결정한다.

 이상과 같은 안(案) 이외 장거리 줄넘기인 마라톤 줄넘기의 시합이 대두되고 있는데, 이는 아직 그 룰이나 시합 장소, 그에 따르는 문제점 등으로 아직 실현 단계에 이르지 못하고 있다. 아무튼 마라톤 줄넘기에 필요한 자동 숫자판 기록기나 기타 도구의 개선이 있어야 되겠으며, 시합 방법이나 규칙 등 그 구체적인 안건이 국제적으로 토론 연구되어야 하겠다.

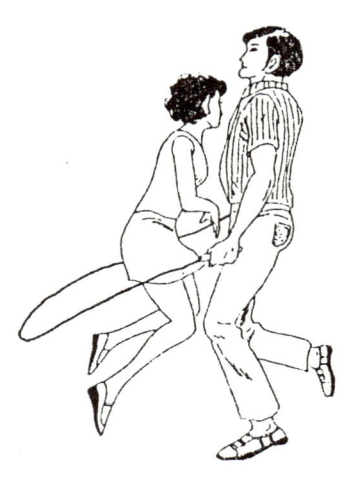

3. 줄넘기 시합의 일례

아직까지 공식적으로 줄넘기 시합이 열린 적은 많지 않다. 과거 75년도 미국 실파그시와 일본의 스즈끼씨의 상호 자신의 비공식 기록 갱신 주장에 일본 매스컴에서 정식 세계 줄넘기 대회 개최를 주선하려고 하였지만, 여러 가지 제약으로 인해 물거품이 되고 말았다. 아직까지는 연구 부족으로 줄넘기 룰이나 시합 환경이 제대로 조성되어 있지 않는 실정이다. 점차 대회적인 줄넘기 운동 활동을 넓히고 국제적인 줄넘기 교류 및 창의적 연구는 반드시 그런 장벽을 쉽사리 허물어 버릴 것이라 믿는다.

다음은 줄넘기 시합의 한 요령으로써 초등학교 교내대회의 한 표본과 학생 및 일반인 줄넘기대회 시합 요령을 기술해 보겠다.

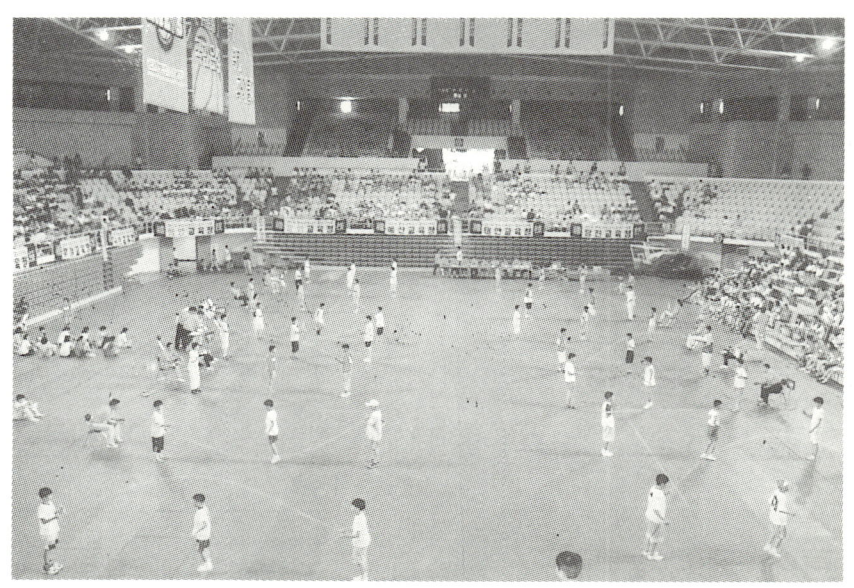

1) 줄넘기 교내대회

줄넘기는 어린이의 생활 중에 뿌리를 깊이 박힌 운동이며 직업 생활에 있어서도 레크레이션 활동으로서 우수한 운동이라는 것은 말할 나위도 없다.

경기방법으로는 단체로 하는 것과 개인의 기술을 다루는 것이 있어 운동으로 생각한다면 주로 미적 표현을 생각하는 것과 도약의 지구력을 다루는 것이 있다. 다음 그 예를 드니, 실제 구체적인 문제는 학교의 실정에 비추어 고려되는 것이 좋다.

(1) 경기 종목

경기종목은 짧은 줄 견디어 넘기(개인·단체)의 짧은 줄넘기를 연속으로 한다.

가. 짧은 줄넘기 견디기 경쟁

종 목	도약수 (1분)	주 의 사 항
두발 넘기	120	1회선 도약
제자리 구보 넘기	220	허벅다리를 잘 올릴 것
엇걸어 넘기	110	제자리 구보 넘기
팔 엇걸어 넘기	60	〃
2회선 넘기	30	

나. 짧은 줄 연속 넘기

주안점	정확하게 아름답게 표현한다.	
대 상	넘 기 종 류	도 약 법
(1) 초등부 (초등학생 1~2년생)	가) 한 발 앞으로 넘기 8호간	1회선 도약
	나) 허벅다리 들어 넘기 8호간	1회선 도약
	다) 앞 뒤 벌려 모아 넘기 8호간	1회선 도약
	라) 제자리 구보 넘기 8호간	1회선 2도약
(2) 중등부 (3~4년생)	가) 한 발 앞으로 넘기 8호간	1회선 2도약
	나) 다리를 앞으로 흔들어 넘기 8호간	1회선 2도약
	다) 제자리 구보 넘기 8호간	
	라) 엇갈려 넘기 8호간	제자리 구보 넘기

(3) 고등부 (5~6년생)	가) 두 발 넘기 8호간	1회선 2도약
	나) 제자리 구보 넘기 8호간	1회선 2도약
	다) 엇갈려 넘기 8호간	1회선 도약
	라) 팔 엇갈려 넘기 8호간	1회선 도약
	마) 2회선 넘기	

(2) 경기 방법

가. 짧은 줄 견디어 넘기

 앞에서 짧은 줄 각 종목에 대하여 견디기와 힘을 다루었는데, 분간(分間)의 도약 회수는 학년 혹은 연습 정도에 따라 다르므로 미리 예비 테스트를 하고 적당한 회수를 정함이 좋다. 개인 경기의 경우에는 각 개인이 계속 시간에 따라 점수를 주고(채점은 뒤 참조) 점수가 우수한 자가 이긴다. 단체 경기의 경우에는 1반 10명으로 하고, 개인 경기는 시간에 따라 채점하며, 그 합계 점수가 많은 편이 이긴다. 견디기 넘기에 있어서는 도약 속도는 승패에 결정적인 영향을 주므로 미이터의 박자에 맞추어 행함이 좋다. 일정한 속도를 깨뜨린 자는 주의를 한 번 주고 다시 그 속도를 유지하지 못할 때는 심판이 그 자를 중지 시킨다.

나. 짧은 줄 연속넘기

 연속넘기의 방법은 개인 및 단체에 있어서도 다음에 제시한 채점기준에 따라 각 심판(3명 혹은 5명)이 채점하고, 그 종합점수가 많은 개인 및 단체가 승리한다.

(3) 채점법과 그 기준

가. 채점법

 ① 채점은, 다만 그의 연기뿐만 아니고 운동중의 태도도 고려한다.

종 류	평 가 기 준	점 수
(1) 연속 넘기 의 채점 기준	가) 정확하게 도약하지 못하는 자	0점
	나) 연기를 하다 여러 번 줄에 걸린 자나 기술이 약간 서투른 자	4점
	다) 보통으로 연기를 마친 자	5 ~ 6점
	라) 상당히 좋은 성적으로 마친 자	7 ~ 8점
	마) 모든 규정대로 마치고 특히 우수한 자	9 ~ 10점
	※ 기록원은 심판의 채점을 기록 집계하여 곧 발표한다.	
(2) 견디기 넘기법 의 채점 기준	가) 20 ~ 30초	1점
	나) 21 ~ 40초	2점
	다) 41 ~ 50초	3점
	라) 51 ~ 60초	4점
	마) 1분 01초 ~ 1분 10초	5점
	바) 1분 11초 ~ 1분 20초	6점
	사) 1분 21초 ~ 1분 30초	7점
	아) 1분 31초 ~ 1분 40초	8점
	자) 1분 41초 ~ 1분 50초	9점
	차) 1분 51초 ~ 2분 이상	10점

② 심판원은 주심의 지시에 따라 각 동작을 고루 관찰할 수 있는 자리에 위치한다.

③ 심판원은 서로 상의하는 일 없이 각자 판정하고 다음의 기준에 의하여 10점법으로 채점한다.

④ 연기가 끝났을 때 심판 주임의 지시에 따라 각 심판원은 곧 점수를 기록한 채점판을 제시하고 기록원은 그 채점을 기록한다. 채점판은 세로25cm, 가로 20cm의 크기로 한다.

나. 채점 기준

이상은 교내대회의 중요한 점을 소개한 것이지만, 도약의 속도, 혹은 채용 종목은 이 안(案)에만 규정할 필요는 없다. 학교의 실정에 비추어 자유로이 변경하여도 무방하다. 또한 대회의 운영, 역원의 실정에 맞추어 결정함이 좋다. 요는 너무 복잡하게 하지 말고 간단하게 한다. 더욱 전원이 참가하도록 계획함이 필요하다.

2) 세계줄넘기 선수권대회의 경기종목 및 규정안

(1) Summary of the eight team events(팀경기)

event 1. 싱글 로프 스피드 릴레이

선수들은 2분 안에 최대한 많은 넘기를 해야 한다. 각각 선수들은 30초를 사용할 수 있다.

30초 후에 "스위치"가 언급되어지면 처음 주자는 정지하고 다음 선수가 다음 30초 동안 경기를 하는 것이다. 이 과정이 3,4번째 선수까지 반복된다.

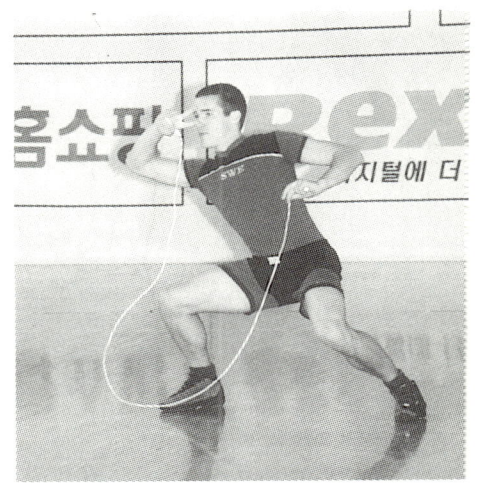

event 2. 싱글 로프 더블 언더 릴레이

각각의 선수들은 30초를 사용하여 모두 2분 동안 2중뛰기를 되도록 많이 해야 한다. 다음은 위와 동일하다.

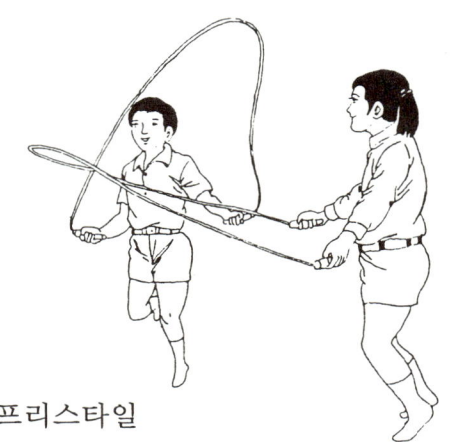

event 3. 싱글 로프 페어 프리스타일

파트너들은 45~75초 동안 프리스타일 과정을 진행하면서 되도록 이면 다른 타입의 넘기를 해야 하며 그 과정동안 서로 얼마나 잘 조화되는지에 중점을 두어야 한다. 그들의 목적은 제한된 시간 안에 최고의 능력의 정확한 점프를 하면서 과정을 진행하는 것이다. 프리스타일 과정은 심판에 의해 결정되어지며 난이도, 창조성, 기술적 장점과 실수하는 것이 그 과정에 기본이 된다.

event 4. 싱글 로프 팀 프리스타일

선수들은 45~75초 동안 각자의 줄을 가지고 그룹 프리스타일의 과정을 진행하면서 되도록 많은 다양한 타입을 보여주며 얼마나 잘 다른 선수와 조화되는지가 중요하다. 그들의 목표는 제한된 시간 안에 네 명의 프리스타일 과정을 진행하면서 높은 능력의 점프를 구사하는 것과 항상 4명이 모두 연관되어야한다는 것이다. 프리스타일 과정은 event3과 같이 채점되어진다.

event 5. 더블덧취 스피드 릴레이

각 선수들은 40초 동안에 되도록 많은 점프를 해야 한다. 공식적인 뛰는 스텝은 조깅정도이며 발 바꾸는 동작이다. 40초 후 "스위치"라고 외치면 첫 선수는 멈추고 로프를 내려놓으면 다음 선수는 로프를 잡고 60초를 진행한다. "스위치"가 외쳐지면 두 번째 선수의 오른발이 바닥에 닿을 때까지 멈추면 된다.

event 6. 더블덧취 페어 스피드

각 선수들은 60초 동안에 되도록 많은 넘기를 해야 하며 2분이 제한시간이다. 각각의 선수사이에 휴식 없이 연속적으로 해야 한다. 60초 후 "스위치"가 외쳐지면 두 번째 선수의 오른발이 바닥에 닿을 때까지 멈추면 된다.

event 7. 더블 덧취 싱글 프리스타일

선수들은 45~75초 동안에 그들이 선택한 점프의 어떠한 조합으로 개개인의 프리스타일 과정을 진행한다. 더 높은 난이도에 많은 넘기 그리고 정확한 실행이 높은 점수를 의미한다.

프리스타일 과정은 event3과 같은 방식으로 채점된다.

event 8. 더블 덧취 파트너 프리스타일

각 선수들은 45~75초 동안에 되도록 많은 다양한 타입의 점프를 하면서 얼마나 잘 동화할 수 있는지를 보여주면 된다. 그들의 목표는 제한된 시간에 많은 그리고 정확한 점프를 실행하는 것에 있다.

채점은 위의 event3과 같다.

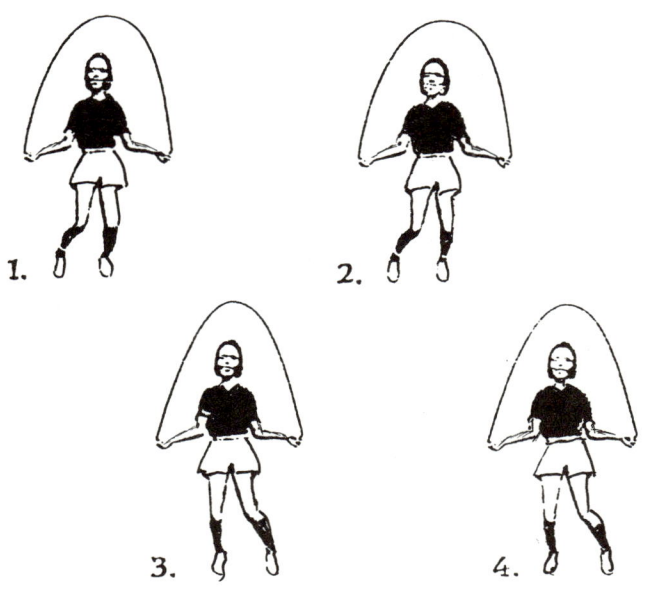

Double Side Toe Touch

(2) The procedure for the eight team events
   (8종목, 팀경기의 경기규칙)

event 1.
- 시간제한은 2분이고 각각 30초씩
- 공식적인 스피드 스텝은 조깅에 발바꾸기이다. 항상 오른발이 땅에 닿을 때마다 카운트한다. 부적절한 뜀뛰기가 실행되면 카운트하지 않는다. 점수는 점프회수에 두배가 된다.
- 선수는 30초 동안 뜀뛰기를 계속해야 한다.
- 선수 바꾸기 - "스위치" 첫주자는 30초동안에 되도록 많은 뛰기를 한다. 30초가 마크되면 "스위치"가 행해지는 동안에는 어떠한 휴식도 있을 수 없다. 이 과정이 3,4번째 주자까지 계속된다.
- 모든 스피드 경기에 3개의 카운터들이 있다. 줄을 치우려고 점프를 하는 것을 제외하고 오른발이 카운트된다. 로프를 밟거나 실수가 있으면 카운트가 무효 처리된다. 오른발이 땅을 차야지만 카운트가 시작되며 점수로 환산된다.
- "스위치"가 외쳐지면 카운트를 중단되고 다음 주자가 시작하여 오른발이 닿기 시작하면 다시 카운트가 시작된다.
- 부정출발을 할 시에는 5점씩 감점이 되어 모두 20점이 감점될 수 있다.
- 혼성팀에서 각 성별의 사람이 참가해야 한다. 최소 한 남자 또는 한 여자선수가 각 경기마다 참가하여야 한다.

event 2.
- 시간제한은 2분이고 각자 30초로 진행한다.
- 더블 언더점프는 일명 2중뛰기(쌩쌩이)다. 오로지 완벽한 두

번 넘기가 카운트되어진다. 더블언더 점프는 두발이 모두 땅에 닿으면 점프를 해야 한다.
- 선수들은 각자 30초 동안 진행한다.
- 선수교체 - "스위치" 처음 사람은 30초 동안 되도록 많은 2단 뛰기를 실시한다. 30초가 되면, "스위치"가 외쳐진다. 처음 사람은 바로 멈추고 다음 주자가 30초 동안 계속 실시한다.
그리고 중간에 휴식은 없다. 이것을 3,4번째 주자까지 반복한다.
- "스위치"가 외쳐지면 다음 주자가 시작할 때까지 카운트가 중단된다.
- 감점은 event1과 동일
- 혼성팀은 위의 event1과 동일

event 3. 싱글 로프 페어 프리스타일

- 45~75내에 진행을 완료해야하는 경기다. 벨이나 다른 도구가 45초가 지나면 울리고 이제 30초가 남았다는 것을 알린다. 벨은 선수가 줄넘기를 멈추어 정지하게 되면 더 이상 울리지 않게 된다. 그러나 76초에는 "time"이 외쳐지고 시간 오버에 대한 작은 실수가 기록되어진다.
- 프리스타일넘기는 선수의 상상에 의해서만 제한되어지는 넘기의 조합이다.
- 모든 실수는 전체 점수의 부분에 합산이 되어 진다.
- 파트너는 서로 그 진행과정에서 얼마나 잘 조화되는지를 신경써야 한다. 그들은 똑같은 기교를 부려야하며 같은 시간에 동시에 해야하며 동작이 바뀌는 시간에는 예외가 허용된다.
그리고 체육관의 방향은 상관없다.

- 선수들은 스틱과 공 같은 도구들을 사용할 수 없다.
- 음악은 선택적이다. 만약 음악이 사용된다면 선수들에 의한 동작과 함께 시간에 끝나야 한다. 동작과 어울리지 않는 음악은 감점의 원인이 될 수 있다.
- 혼성팀의 규칙은 위의 event1과 같다.
- 채점기준 : 난이도 50%, 창조성과 기술 50%

event 4. 싱글 로프 팀 프리스타일

- 4명이 경기를 진행하며 각자의 줄을 가지고 항상 조화를 이루며 같이 움직여야 한다. 채점은 위의 event3과 같이 된다.
- 45~75동안 진행을 끝내야 한다. 시간에 대한 제한과 시간 오버 벌점은 위의 event3과 동일
- 독단적인 것이 아닐지라도 팀의 멤버들이 포함하기를 원한다면 휠 점프를 포함해도 된다.
- 모든 실수는 점수에 합계가 된다.
  5명의 인원중에 4명의 선수들은 얼마나 잘 조화를 하며 진행을 하는지를 보일 필요가 있다. 목표는 동시에 같은 동작을 얼마나 똑같이 하느냐 이지만 일부분 다른 것이 허용되는 경우는 그 행동이 전체적인 진행에 도움이 되는 경우에 한한다. 동작이 바뀌는 것은 항상 같은 방향일 필요는 없다. 그리고 독단적인 것이 아닐지라도 모든 멤버가 원하는 것이면 휠넘기를 포함해도 좋다.
- 선수들은 event3과 같은 도구를 쓸 수 없다.
- 혼성팀의 규칙은 event3과 같다.
- 음악에 대한 규칙도 event3과 같다.

event 5. 더블덧취 스피드 릴레이

- 시간제한은 2분이다.
- 공식적인 스텝은 조깅과 발바꾸기이다. 항상 오른발이 지면에 닿으면 카운트된다. 부당한 넘기는 카운트에서 제외된다. 넘은 수에 2배가 점수이다.
- 선수는 40초 동안 뛰어야 한다. 3명이 참가하며 40초가 지날 때마다 "스위치"가 외쳐지며 선수를 교체해야하고 120초가 되면 "time"이 외쳐진다.
- 모든 스피드 게임에는 3개의 카운터가 있다. 오른발만이 카운트에 합산이 되며 줄을 치우려는 행동은 카운트에서 제외된다. 만약 줄을 밟거나 점프를 실수하는 경우에는 카운트되지 않는다.
- "스위치"를 외치는 때 실수를 하거나 다음 선수로의 교체가 깨끗하지 않거나 부적절한 시작은 5점 감점이다.
- "time"이 외쳐지면 카운트는 바로 끝난다.
- 출발시에 실수는 감점 5점이다.
- 혼성팀은 위의 event4와 같다.

event 6. 더블덧취 페어 스피드

- 시간제한은 2분이고 각각 1분씩이다.
- 공식적인 스텝은 카운트 그리고 점수계산은 event 5와 동일하다.
- 첫 선수는 60초 동안 "스위치"가 외쳐질 때까지 계속해야 한다. 그리고 난 후 다음 선수는 끝까지 계속 넘기를 한다.
- 모든 스피드 게임엔 3개의 카운터가 있고 오른발에 대한 카운트 규정은 event 5와 같다.

- "time"의 규율도 event 5와 같다.
- 잘못된 출발과 스위치에 대한 실수는 감점이 있고 각각 5점씩이다.
- 혼성팀 규칙은 event 5와 같다.

event 7. 더블 덧취 싱글 프리스타일

- 45~75초 동안 경기를 완료해야 한다. 벨이 45초에 울리며 30초가 남았다는 것을 알린다.
그리고 도중에 진행을 완료하면 종이 그만 울린다. 그러나 76초가 지나면 time이 외쳐지며 감점에 기록이 된다.
- 프리스타일 넘기는 선수의 상상에 의하여서만 제한되는 과정의 점프의 조합이다. 모든 3명의 선수들이 같이 뛰고 돌고 드리고 최소 3번의 기교를 수행해야 한다.
- 실수는 모두 총점에 합계된다.
- event5와 같이 도구사용금지
- 음악사용도 event5와 같다.
- 혼성팀에 대한 규칙도 event5와 같다.

event 8. 더블 덧취 파트너 프리스타일

- 시간제한과 시간 오버에 대한 것은 event7과 동일하다.
- 동작에 대한 규칙은 event7과 같다.
- 실수에 대한 벌점도 event7과 같다.
- 도구사용도 금지되어 있다.
- 음악에 대한 규칙도 event7과 같다.
- 혼성팀에 대한 규칙도 event7과 같다.

(3) Masters championship(개인경기)

◉ 일반적 지침
1. 마스터즈 챔피언쉽은 여러 가지 경기를 통하여 랭크를 둠으로 세계의 최고 선수를 뽑는 경기이다. 스피드, 파워, 지구력 그리고 프리스타일이 있다.
2. 나이의 제한과 구분은 없고 참가국 남녀 각각 1위부터 5위까지 참가할 수 있다.
3. 마크터즈에는 4게임이 있다.
   ① 스피드 - 30초 : 선수는 30초내에 진행을 완료해야 한다. 공식적인 스텝은 조깅 또는 발바꾸기 그리고 오른발에 의해 카운트된다. 실제 점수는 5가 곱해진다.
   ② 스피드 - 지구력 - 3분 : 선수는 3분동안 진행을 완료해야 한다. 공식 스텝은 조깅과 발바꾸기 그리고 오른발에 카운트가 된다.
   ③ 힘 - 트리플 언더 : 선수들은 되도록 많은 3단뛰기를 해야 한다. 선수는 2번의 시도를 해야 한다. 그리고 최선의 성적을 산출하고 최종 성적은 2을 곱한다.
   ④ 프리스타일 : 선수들은 45~75초내에 완료해야 한다.
4. 로프
   어떠한 로프더라도 상관없다.
5. 경기시작
   ① 모든 경기는 "you may begin"이라는 말과 함께 시작된다.
   ② 모든 경기는 "ready" "set" "go"로 시작된다.
6. 타이밍
   ① 모든 스피드, 파워, 지구력 경기에서는 시작은 "go"로 시작한다.

② 프리스타일에서의 시작은 "begin"이다. 또한 음악이 시작하자마자 움직이면 시작이 된다.

7. 경기멈춤
   ① 모든 스피드, 파워, 지구력 경기는 "time" 또는 "stop"이라는 것으로 종료된다.
   ② time은 76초를 초과할 때에 외쳐지며 다른 경우에는 심판들이 선수의 진행이 완료된 것으로 간주하면 경기가 종료된 것으로 한다.

8. 토너먼트 동점
   ① 동점인 경우 높은 프리스타일 점수가 높은 선수가 이긴 것으로 한다. 여전히 같을 때에는 3분 스피드 스코어가 높은 사람이 이긴 것으로 한다.

9. 감점
   ① 로프 손잡이가 고장이거나 줄이 손목에 감기면 충분한 휴식을 취하고 다시 시도한다.
   ② 음악에 관련된 고장이 있을 때에도 충분한 휴식 후에 다시 시도한다.
   ③ 시간 위반은 작은 실수에 포함된다.
   ④ 공간 위반도 작은 실수에 포함된다.
   ⑤ 프리스타일 과정에서 창조성과 기술 심판(채점)은 크고 작은 실수로 간주할 수 있다.

10. 경기영역
    ① 경기장은 12m×12m 사각형이다.
    ② 경기장 표면은 고품질 스포츠 바닥으로 한다.

4. 체육과 학습지도안(Ⅰ)

1) 단원 : 줄넘기(Rope Skipping)

(1) 단원 설정의 이유

가. 중학교 학생들은 감수성이 예민하고 모방력이 강하며 심신의 발달이 가장 왕성한 시기이므로, 여러 가지 신체 활동을 통하여 신체의 기능 촉진과 원만한 체력형성을 기하여야 하겠기에 본단원을 설정한다.

나. 줄넘기 운동은 기구가 간편하며 운동량이 많고 장소의 구애를 받을 필요가 없고 모든 스포츠 활동에 있어 유연성과 민첩성, 그리고 강인한 지구력과 인내력이 육성 되므로 기초체력 육성에 큰 도움을 주고 있다.

다. 가정에서도 온 가족에게 보급시킴으로써 가족 체위향상에 일익이 될 수 있고, 남녀노소가 흥미있게 운동함으로써 리드미컬한 감각신경을 발달시킴으로써 명랑하고 쾌활한 성품을 육성할 수 있다.

(2) 학습목표

가. 이해면

① 모든 스포츠 활동의 기초체력 육성이 되어짐을 이해시킨다.
② 줄 잡는 자세와 도약(jump)의 협응 작용을 이해시킨다.
③ 지속적이고 리듬적인 도약이 심신의 조화적인 발달과 명랑 쾌활한 성품을 육성함을 이해시킨다.

나. 태도면
   ① 리드미컬한 율동에 따라 조정력이 형성됨을 인식시키고 각 동작에 따라 반복 연습하는 태도를 육성한다.
   ② 실수하더라도 수치감을 갖지 않고 최선을 다해 보겠다는 태도를 성취시킨다.

다. 기능면
   ① 점핑시 전신의 조화를 이루는 조정력과 교차성을 연마한다.
   ② 민첩한 동작이 지속적인 지구력 형성을 높이도록 하는데 도움을 준다.
   ③ 순간적인 팔목 변동에 따라 전신에 갑작스런 영향이 미친다.

라. 습관면
   ① 아침저녁 가정에서도 자율적으로 실시하는 습관을 기른다.
   ② 여가선용에 있어서도 가장 좋은 운동임을 인식시켜 이를 실시토록 한다.

(3) 지도계획

시간	학습내용	국민교육헌장 이념과 관련	비고
1차시 (45분)	줄 앞으로 돌리며 넘기 ㅇ 줄 좌우로 휘돌리기 ㅇ 두 발모아 뛰기 ㅇ 발에 끼어 가며 넘기 ㅇ 한 발 들었다 펴며 넘기	ㅇ 성실한 마음과 튼튼한 몸	본시
2차시 (45분)	줄 뒤로 돌리며 넘기 ㅇ 줄을 몸 옆으로 엇끼기 ㅇ 두 발모아 뛰기 ㅇ 양발 엇끼어서 넘기	ㅇ 타고난 저마다의 소질 개발	
3차시 (45분)	한 번 뛰어서 두 번 넘기 ㅇ 제자리에서 뛰어 넘기 ㅇ 한 번 뛰어 줄뒤로 두 번 넘기 ㅇ 뒤로 두 번 넘기	ㅇ 창조의 힘과 개척정신 함양	
4차시 (45분)	평가 ① 줄 좌우로 10회 ② 한 발 들었다가 펴기 20회 ③ 줄 뒤로 돌리며 넘기 10회 ④ 한 번 뛰어 두 번 넘기 10회	ㅇ 맡은바 책임과 의무 완수	평가

※ 지진아 지도 방안
- 4개조에서 이질집단 형성
- 기초부터 재반복 지도
- 줄넘는 요령 재 주지 시킴
- 목표 도달시 원조로 편입시킴

(4) 본시의 주의점

① 개인적으로 실시하면 홍미가 없는 점을 감안 4개조로 편성활동하게 한다.
② 잘 하는 학생을 보여 모방토록 하며, 각 동작의 성취에 대한 만족감을 갖도록 한다.
③ 방관하기 쉬운 점을 감안 잘 하는 학생이 보조해 나갈 수 있도록 한다.
④ 상호간에 협동심과 봉사 정신을 기르는 기회를 주고 아름다운 포옴(form)의 형성에서 쾌감을 갖고 자신감을 갖도록 한다.

(5) 본시 학습지도 과정

단계	학습 요망	학습활동		지도상의 유의점	시간
		학생	교사		
도입	○ 출석조사 ○ 본시학습 설명 ○ 준비운동 ○ 보조운동	○ 운동장 서편에 4열 횡대 집합 ○ 인원 보고 ○ 복장 및 기구확인 ○ 운동장 구보(3바퀴) ○ 신세기 체조 실시 ○ 설명 대형으로 집합 ○ 약 4m간격으로 써어클을 만든다.	○ 출석부 정리 ○ 복장 검사 ○ 신주머니 검사 ○ 기구 조사 ○ 학습활동에 대한 설명 ○ 4개조로 분류	○ 날씨에 따라 준비 운동량 조절 ○ 학생들의 사고방지 및 질서 유지 ○ 환자는 견학토록 함 ○ 기구준비확인	10분

단계	학습 요망	학 습 활 동		지도상의 유의점	시간
		학 생	교 사		
전 개	◦ 줄 좌우로 휘돌리다 넘기 ◦ 두 발 모아 뛰기 ◦ 한 발 들었다 펴며 넘기 ◦ 제자리에서 양발교대로 넘기	◦ 양 발꿈치는 약간든다 ◦ 눈은 앞을 향해 본다 ◦ 팔굽은 동체에서 벗어나지 않도록 한다 ◦ 몸에 힘을 뺀다 ◦ 리드미컬하게 점프한다 ◦ 양발은 지면에서 너무 많이 띠지 않는다 ◦ 양발을 점프한 수 전후로 딛는다 ◦ 서 있는 위치에서 너무 이동하지 않도록 넘는다 ◦ 한 번 넘고 한 발은 들었다가 또 한 번 넘고 발을 편다 ◦ 두 번 뛰고 교대한다 ◦ 제자리에서 달리며 뛰어 넘는 자세를 실시한다.	◦ 팔굽이 동체에서 벗어나지 않도록 시정한다 ◦ 돌릴 때 상박은 고정시키고 하박만 움직이게 한다. ◦ 긴장하면 안 된다는 점을 인식시킨다 ◦ 양발 위에 체중이 균일하게 유지하도록 ◦ 균일을 유지토록 시달한다. ◦ 호각에 의하여 서서히 넘도록 시달한다. ◦ 걸리지 않고 넘게 되면 속도를 빠르게 하도록 지시한다 ◦ 제자리 구보의 요령을 숙지토록	◦ 줄넘기 줄여분 준비 ◦ 실시하고 있는 자기 위치를 벗어나지 못하도록 한다 ◦ 학생들의 활동상황을 수시로 관찰한다 ◦ 학생들의 과로 여부 등 신체의 이상 확인	30분
정 리	◦ 질의한다 ◦ 반성 ◦ 차시의 학습내용을 본시와 관련 시범을 보고 이해한다 ◦ 정리운동	◦ 의문점을 설명, 시범으로 학생의 이해를 돕는다 ◦ 잘못된 점, 잘된 점 평가 ◦ 차시예고(시범) ◦ 정리운동	◦ 날씨에 따라 건강에 유의하도록 지시한다 ◦ 세면장 이용할것 하달 ◦ 교실로 입실할 때 안전생활 신조 강조 한다 ◦ 가정에서 돌아가서 공부하고 머리가 아플 때 Recreation 으로서 머리에 좋다는 점을 시달한다	◦ 견학 환자 유무 재확인 ◦ 복도에서 뛰어 다니지 않도록 하달 ◦ 경례시 "안전"구호 확인	5분

2) 새마을 운동의 마스게임 일례

(1) 줄넘기 입장(새마을 노래 행진곡)
(2) 앞으로 갓(조간격 8보)

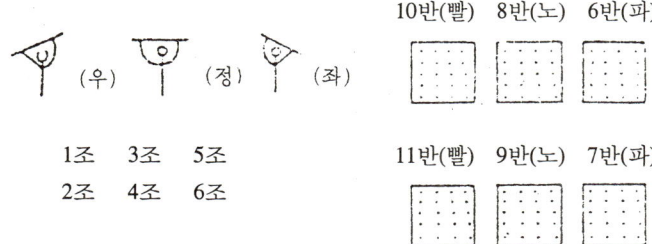

(3) 제자리에 섯
(4) 일동 경례(안전)
(5) 체조대형으로(하나 둘) 헤쳐

<본 음악>	
1운동 (16호간)	① 1, 2조 - 줄 양손에 잡고 오른쪽부터 시작 ② 3, 4조 - 위에서 들고 있다 셋넷에서 오른쪽으로부터 시작 ③ 5, 6조 - 왼쪽으로부터 시작
2운동 다리운동 (16호간)	① 1, 2조 - 다리를 2호간 굽혔다 편다. ② 3, 4조 - 2호간 서있다 다리굽히기 ③ 5, 6조 - 1, 2조와 같이 실시한다
3운동 목운동 (16호간)	① 전 체 - 신세기 체조의 목운동 실시 (줄을 목 뒤에)
4운동 가슴운동 (16호간)	① 홀수조 - D식 가슴운동 ② 짝수조 - D식 가슴운동 반대동작부터
5운동 옆구리운동 (16호간)	① 홀수종대열 - 오른쪽부터 ② 짝수종대열 - 왼쪽부터

6운동 등배운동 (16호간)	① 1, 4, 5조 - 뒤에서부터 시작(줄을 위로 벌려서 잡고) ② 2, 3, 6조 - 앞에서부터 시작(〃)
7운동 뜀뛰기 (16호간)	① 전체 - 양손옆구리로 잡고 뛰기 (가벼운 줄넘기)
8운동 조절운동 (16호간)	① 전체 - 줄 옆으로 휘저으기(좌로 4회 우로 4회씩) 이 때 팔목만 휘돌린다
9운동	① 전체 - 양발 어끼어가며 뛰기
10운동	① 전체 - 양발 어끼어가며 두 번씩 뛰기
11운동	① 전체 - 한 발 들어 폈다 바꾸며 뛰기
12운동	① 전체 - 좌로 줄 휘젓기 8호간, 우로 8호간 줄 휘젓기
13운동	① 전체 - 양발모아 16호간 뛰기
14운동	① 전체 - 좌우로 줄 휘젓기(제자리에 서서) 16호간
15운동	① 전체 - 양발 어끼어가며 넘기(16호간)
16운동	① 전체 - 휘젓기(16호간)
17운동	① 전체 - 제자리 뛰기(16호간)
18운동	① 전체 - 휘젓기(16호간)
19운동	① 전체 - 제자리 뛰기 8호간 두 번 넘기 8호간
20운동	① 전체 - 휘젓기(8호간) - 끄쳐!
<뒤로 넘기>	
21운동	① 전체 - 좌우로 휘젓기(16호간)
22운동	① 전체 - 양발모아 제자리 뛰기(16호간)
23운동	① 전체 - 좌우로 휘젓기(16호간)
24운동	① 전체 - 양발 어끼어가며 넘기
25운동	① 전체 - 휘젓기(8호간) - 끄쳐!
<정리운동>	① 전체 - 1운동에서 7운동까지 반복 후 숨쉬기 운동 ② 조별 - 우축 선두기준 - 원대형으로 모여 ③ 경례 - 퇴장(서울의 찬가)

5. 체육과 학습지도안(Ⅱ)

1) 단원명 : 줄넘기

(1) 단원설정의 이유

교육위원회 역점사업인 줄넘기 운동은 정규, 특별활동 시간에 순환운동 일환으로 삽입하여 학생들의 성장 발달을 촉진하며, 체력향상을 도모코자 실시함과 동시에 이 운동을 생활화하여 건강한 생활과 강인한 의지력을 기르는데 본 단원을 설정하였다.

(2) 단원 학습의 목표

가. 이해

① 도약운동을 필요로 하는 것임을 이해시킨다.
② 근육의 협응작용을 이해시킨다.
③ 순환 호흡 작용을 원활케 한다.

나. 기능

① 재빠르고 정확한 동작을 배양한다.
② 팔의 움직임과 점프와의 협응작용을 기른다.
③ 도약운동의 기능을 기른다.
④ 호흡순환, 소화기 등 제기관의 기능을 높인다.

다. 태도

① 책임감과 협동심을 기르게 한다.

② 활동에 참여하는 남과 기쁨을 나눌 수 있는 Recreation의 가치를 얻게 한다.

라. 습관

① 명랑한 생활을 할 수 있는 습관을 갖게 한다.
② 몸을 튼튼히 할 수 있는 위생관념을 갖게 한다.

(3) 학습계획

(1인 줄넘기)

차시	시간	내 용	판정
1차시	50분	① 줄 옆으로 엇걸기 ② 모듬 발뛰기 ③ 앞 뒤로 번갈아 뛰기 ④ 앞 뒤로 번갈아 2번 뛰기	C
2차시	50분	⑤ 왼발들어(직각유지) 2번 뛰기(오른발)(왼발) ⑥ 왼발들어 올렸다 무릎펴기(오른발)(왼발)	B
3차시	50분	⑦ 무릎을 굽혔다펴기(왼발·오른발) ⑧ 한 번 뛰어 2번 넘기(두발 모아)	
4차시	50분	⑨ 좌우로 줄엇걸다 4호간에서 회전(180°) ⑩ 좌우로 줄엇걸다 "회전하고 줄넘기(뒤로젓다 앞으로)	A
5차시	50분	⑪ 줄 옆으로 엇걸기 뒤에서 앞으로 젓기(좌우로 젓다넘기) ⑫ 좌로 젓다 넘기 우로 젓다 넘기(8회 넘음)	
6차시	50분	⑬ 줄 앞으로 뛰어가다 넘기, 방향 바꾸어 뒤로 넘기(4호간) ⑭ 좌로 방향 바꾸어 넘기, 우로 방향 바꾸어 넘기(8호간)	A⁺

(4) 학습성과

① 도약력을 길러준다.
② 정확성을 길러준다.
③ 공간지각을 발달시킨다.

(5) 보조재료

① 줄넘기줄 1인 1개
② 줄넘기줄(긴 줄) 7개

(6) 학생준비물 : 체육복

(7) 견학생은 지정된 장소에서 견학

(8) 본시 수업계획

 도입은 교사 시범에 의하고, 전개는 시범실습식 수업으로 하여 실시활동을 통해서 기술을 습득할 수 있으며, 유연성, 평형성, 교치성을 길러 신체를 강건하게 하는데 자신감을 갖게 된다는 점을 암시하면서,

① 인원 점검
② 준비물 점검
③ 보조운동 실시
④ 설명대형과 실습대형을 짓고
⑤ 시범 후 실제 구령에 의거 실습을 진행하며
⑥ 교사의 부분별 평가순으로 본시의 학습 성과를 강조하고,
⑦ 학생들에게 자유로운 활동의 기회를 주기 위하여 팀별 지도를 하며 끝으로 본시의 학습성과를 반성한다.

(9) 학습 내용

단계	학 습 성 과	학 습 활 동		시간
		학 생	교 사	
도 입	줄넘기 운동은 순환운동의 일환으로 1인 또는 2인 이상이 남녀노소 누구나 할 수 있는 온몸 운동이다.	1. 집합 및 인원보고 1) 4열 횡대로 정열 2) 인원보고 2. 구보 및 체조 1) 구보 - 3바퀴 2) 체조 - 국민체조 및 보조운동 3. 설명대형 유지 1) 주의깊게 경청	1. 합리적인 위치에 선다 2. 답례 - 출결 학생 확인 견학생처리 3. 복장검사(건강확인) 설명대형 유지후 1) 줄넘기 운동의장점 2) 수업 진행 순서 설명	10분

단계	학습성과	학습활동		시간
		학생	교사	
전 개	순서를 안다. 리듬감각을 체득한다. 호흡 순환 작용을 원활케 한다. 신체의 제기능을 발달시킨다.	○ 설명대형 ○ 4열 횡대(좁은 간격) ○ ---------------- ○ ---------------- ○ ---------------- ○ ---------------- ——— 교사 ——— ○ 실습대형 ○ 4열 횡대 (체조대형보다 넓게) ○ ---------------- ○ ---------------- ○ ---------------- ○ ---------------- ——— 교사 ———	1. 좌·우로 휘젓기 16호간 2. 좌·우로 엇걸기 16호간 3. 모듬발 뛰어넘기 16호간 4. 발 앞뒤로 번갈아 2번 뛰어넘기 16호간 5. 발 앞뒤로 번갈아 2번 뛰어넘기 16호간 6. 무릎 앞으로 올려 두 번 뛰어 넘기 16호간 7. 앞뒤로(발) 번갈아 발끝펴 넘기 16호간 8. 제자리 번갈아 뛰어넘기 (구보형) 16호간 9. 모듬발로 한 번 뛰어 두 번 휘돌리기 16호간 10. 좌·우로 휘돌려 앞으로 뛰기 16호간 11. 양발 모아 뛰다 뒤로 회전하여 뒤로 뛰기 16호간 12. 뒤로 휘저으며 뒤로 넘기 16호간	35분
강평 차시 예고			1. 짝지어 넘기(2인조) 2. 긴 줄 넘기(조별) 10명 단위	5분

참 고 문 헌

1) 박평순, 대한 줄넘기협회, 줄넘기 백과, 서울 : 새뜻글방, 1980. 2. 9.
2) 한국음악 줄넘기 연구회, 새로운 줄넘기 해설, 서울 : 동보문화사, 1980. 9. 20.
3) 손형구, 복싱敎本, 서울 : 大韓아마튜어복싱聯盟, 1969. 11. 15.
4) 손형구, 이해일, 김윤택, 김종섭 공저, 도서출판 보성, 1998. 2.
5) 박인숙·이예순, 리드믹 스포츠 체조, 서울 : 도서출판 금광, 1983. 10.
6) 손형구, 김충태, 신현주 공저, 최신 줄넘기교본, 서울 : 도서출판 세헌, 1983. 5.
7) 李忠變, 줄넘기 운동이 복싱선수의 심폐기능에 미치는 효과, 충북대학교 교육대학원 교육학 석사학위 논문, 1986. 8.
8) 전순호 : 연령에 따른 줄넘기 운동 강도 선정에 관한 연구, 연세대학교 교육대학원 석사학위 논문, 1987. 12
9) 홍재욱 : 체육과 교재연구와 교수법, 학문사.
10) 大竹國弘譯, 學校體育 のための なおとびトレニング, 東京 : マガジソ 社, 1983. 7.
11) 太田昌秀(1980), なわとび 運動, 大修館書店.
12) Tuttlle W. W and schottelius B. A, Text Book of physiology - (Saint Louis : The C. V. Mosvy, 1965), p.112.
13) Karporich. P. V. and sinning, W. E, physiology of Muscular Activity(Philadelphia : W. B. Saunders Ce, 1971), p.217
14) Morehouse, L. E and Miller A. T. physiology of Exercise(St, Louis : The Mosby Co. 1971) p.109.
15) Graybiel, A. etal, Anolysis of the electrocardiograins obtained from 1000young healthy ariators, American Heart journal 27(1944), p.524.
16) Astrand, P. Cuddy. T, saltin. B. and stenberg. J : Cardiac out put during submaximal and Maximal work. J. Appl Physiol 19 : pp.268~274. 1964.